中国医学科学院医学与健康科技创新工程项目（2020-IZM-2-016）

医养结合

——老年整合照护的理论与实践

胡琳琳　王懿范　编著

中国协和医科大学出版社
北　京

图书在版编目(CIP)数据

医养结合:老年整合照护的理论与实践/胡琳琳,王懿范编著.—北京:中国协和医科大学出版社,2022.9

ISBN 978-7-5679-2014-9

Ⅰ.①医… Ⅱ.①胡… ②王… Ⅲ.①养老-社会服务-研究-中国 Ⅳ.①D669.6

中国版本图书馆CIP数据核字(2022)第121510号

医养结合——老年整合照护的理论与实践

编　　著:胡琳琳　王懿范
责任编辑:杨小杰
封面设计:许晓晨
责任校对:张　麓
责任印制:张　岱

出版发行:**中国协和医科大学出版社**
(北京东城区东单三条9号　邮编100730　电话010-65260431)
网　　址:www.pumcp.com
经　　销:新华书店总店北京发行所
印　　刷:小森印刷(北京)有限公司

开　　本:700mm×1000mm　1/16
印　　张:13.5
字　　数:220千字
版　　次:2022年9月第1版
印　　次:2022年9月第1次印刷
定　　价:88.00元

ISBN 978-7-5679-2014-9

序 一

医学发展的专科化和市场经济条件下的组织竞争，一方面推动了医学科技创新、健康服务业兴旺，另一方面也带来了严重的“碎片化”问题。例如，一个患者去医院看病，其是被内科还是外科收治入院，就决定了其随后的治疗是以药物治疗为主还是以手术治疗为主。同一个医院内各个科室之间缺乏协同，不同医疗机构之间更是缺乏协同，不仅使医疗服务的安全和质量难以得到保障，还造成大量重复诊疗、资源浪费。那么，如何改变这种不良趋势呢？

近年来，各国医疗卫生界的有识之士致力于“分久必合”的整合照护（integrated care），旨在发展质量更好、效率更高的卫生健康体系，使医疗机构内部各科室之间、各个医疗机构之间的合作更紧密，解决医疗与照护服务不连续、碎片化的问题。整合照护的核心理念在于改善患者或被照护者接受服务的体验，达到最高的“价值”。

2016 年，世界银行、世界卫生组织、国家发展和改革委员会、国家卫生和计划生育委员会、国家人力资源和社会保障部发布研究报告《深化中国医药卫生体制改革：建设基于价值的优质服务提供体系》（“三方五家”报告），提出建立健全“以人为中心的整合照护”。从此，中国越来越重视整合照护，特别是随着老龄化的加深，整合照护特别关注于医疗与养老的双向结合，即以人的需求为核心的无缝衔接医疗、长期护理及生活照顾。世界卫生组织 2015 年发布《关于老龄化与健康的全球报告》，将“以老年人为中心的整合照护”作为促进健康老龄化的重要途径。在此基础上，世界卫生组织于 2017 年和 2019 年先后发布《老年整合照护指南》和《老年整合照护实施框架》。老年整合照护围绕内在能力下降的管理和照护路径，旨在建立一个贯穿整个生命历程的整合型医疗照护体系。

目前中国的人口老龄化正在快速发展。预计 2015—2050 年，60 岁及以上老年人口数量将翻一番以上，从 2.22 亿增加到 4.8 亿。除庞大的老年人口外，失能和慢性病老年人的数量也相当可观。2015年，中国估计有4060万失能老年人，预计到2050年将达到9600万。为了积极应对老龄化问题，中共中央、国务院于2021年11月颁布《关于加强新时代老龄工作的意见》，提出把积极老龄观、健康老龄化理念融入经济社会发展全过程，加快建立健全相关政策体系和制度框架，推动老龄事业高质量发展，走出一条积极应对人口老龄化的中国特色道路。2022年3月1日，国家卫生健康委员会、教育部、科技部等15个部委联合印发《"十四五"健康老龄化规划》，强调持续发展和维护老年人健康生活所需要的内在能力，促进实现健康老龄化。其中，围绕老年人的需求提供连续性医疗卫生服务、推进医养结合发展，是需要实施的重点任务。

当前，在为老年人提供整合性服务方面，政府通过自上而下的政策出台、鼓励地方开展试点，并引导社会投入的方式推动医养结合，然而在实践中仍面临诸多挑战和问题，包括功能子系统不健全，子系统之间缺乏协同，综合性的需求评估工具、照护路径和操作指南缺乏，以及信息系统不连续。如何在体系、制度、组织、管理、人力配置与培育及信息系统等方面进行规划以达到整合，是目前发展亟待解决的问题。

本着知识分享、经验交流的目标，北京协和医学院卫生健康管理政策学院胡琳琳副教授，美国凯斯西储大学医学院王懿范教授基于多年来丰富的理论和研究经验，就整合照护理论、国际模式及国内典型案例编著成书，相信它的出版发行会在理论、政策和实践层面为推动我国老年整合照护事业的发展产生重要影响。此外，在我国新型冠状病毒肺炎疫情防控进入常态化的背景下，本书的出版也会对如何平衡好烈性传染病和重点人群非传染性疾病的预防、诊断、控制、治疗、康复工作带来启发。在此，向本书的所有参与者表示敬意和感谢！

国务院参事

国务院深化医药卫生体制改革领导小组专家咨询委员会成员　　刘远立

北京协和医学院长聘教授

2022年6月

序　二

人口老龄化是全球人口发展的共同趋势。我国作为世界上比较早进入老龄化社会的发展中国家，老龄化速度明显高于世界平均水平。随着年龄增长及生理功能变差，老年人常多病共存，兼有医疗护理和生活照顾的照护需求，提供连续整合的照护服务对目前的医疗照护体系和社会保障体系提出了严峻挑战。泰康保险集团创始人、董事长陈东升认为，面对长寿时代的“灰犀牛”，我们需要个人与家庭、政府和企业都提出解决方案，最大限度地发挥各自的优势，相互协同，以体系化的方法论来迎接机遇和挑战。

整合照护是近年来世界卫生组织推荐的为老年人提供连续医疗护理与生活照顾的服务模式，目的是整合医疗卫生系统（如医院、社区卫生服务中心、护理院）与其他社会服务系统（如养老院、日照中心、居家服务中心）的资源，使各机构有效衔接，信息共享，减少急性医疗机构的照护使用率，控制照护成本，提高系统整体绩效。总之，整合照护的推动需要政府、社会、企业、个人共同努力，需要带入整合理念对支付端和服务端进行规划和设计。国家《“十四五”全民医疗保障规划》提出，为人民群众提供全方位、全周期的医疗保障，覆盖“门诊－急性医疗－康复护理－长期护理－安宁疗护”的多元复合式医保支付改革已经启动，从支付端为建立连续性、一体化的整合照护服务体系提供有力支持。

经过近三十年的稳健发展，泰康已经从单一的寿险公司成长为涵盖保险、资管、医养三大核心业务的大型保险金融服务集团。泰康希望可以整合保险支付与医养服务，满足新时代民众对健康长寿和美好生活的向往。特别值得一提的是，泰康之家高品质养老社区坚持“一个社区＋一家医院”的医养结合模式，不仅解决了老年人的生活起居问题，还可提供集慢性病就医、急性治疗、康复护理等于一体的全流程服务。

泰康非常荣幸地参与了北京协和医学院胡琳琳教授和她的团队进行的整

合照护相关理论和实践研究。《医养结合——老年整合照护的理论与实践》这本书对医养结合的理论背景、国际经验及国内老年整合照护的不同形式做出系统性总结，希望这本凝结专家、学者、从业者心血的论著，可以为政策制定和市场服务提供参考，为探索中国特色的医养结合道路提供帮助。

泰康集团执行副总裁
泰康养老保险股份有限公司董事长兼首席执行官　李艳华

2022 年 7 月

前言

在全球老龄化和疾病谱转变的大背景下，建立以人为本的整合型卫生服务体系的必要性越来越高。整合型服务是围绕人的全方位需求，以疾病预防为主，以社区为基础的安全、优质、可负担的卫生服务，是减少卫生服务体系碎片化、提高医疗服务质量和结果的有效途径。2015 年，世界卫生组织发布《关于老龄化与健康的全球报告》，将“健康老龄化”定义为发展和维护老年人健康生活所需的功能发挥的过程。该报告提出，应特别关注那些以改善老年人身心内在能力为目标的干预措施，而不是像以往一样，以一种不连续的方式去治疗某一类疾病或处理某一些症状。这就需要改变卫生和社会服务的组织方式，在卫生体系内部，卫生与社会服务部门之间，以一种更为整合的方式来提供服务。该报告明确提出了将“以老年人为中心的整合照护”作为促进健康老龄化的重要途径。目前，“老年整合照护”的理念和方法已经在世界范围内得到研究和传播，整合照护所带来的综合、连续和高效的优势已得到世界各国的广泛认可。各国在实践中，在“整合”理念和原则的指导下，发展出了富有自身特色的体系、制度、模式、方法。

我国当前人口老龄化呈现规模大、进程快、高龄化态势显著等特征，社会养老负担随之加重。老年人医疗健康和生活照顾需求叠加的趋势越来越显著，单纯的养老照顾已经不能满足老年人的健康需求。2015 年国家卫生和计划生育委员会、民政部等部委联合出台《关于推进医疗卫生与养老服务相结合的指导意见》，提出积极推动医养结合发展，明确了医养结合的重点任务，在此之后，各地纷纷开展医养结合试点工作，出现了不少创新性的探索和实践。2017 年国务院印发《“十三五”国家老龄事业发展和养老体系建设规划》，提出建立“居家为基础、社区为依托、机构为补充、医养相结合的养老服务体系”，医养结合成为我国养老服务体系建设的重要目标和特点之一。2022 年 3 月，多部委联合印发《“十四五”健康老龄化规划》，将围绕老年人的需求提供连续性医疗卫生服务、推进医养结合发展等列为促进健康老龄化的重点任务。

虽然我国在医养结合的政策层面已经得到大力推动，在实践层面也取得一些进展，但国内对于医养结合的内涵、路径、模式、体系还缺乏统一的认识和理解，与国际上推行的老年整合照护还存在一定差异。本书系统地介绍了国际上老年整合照护的发展背景、概念内涵及关键要素，梳理主要国家老年整合照护体系的发展历程和经验，进一步深化对医养结合、整合照护的理论认识和思考。同时，全面地回顾评估我国在老年整合照护方面的政策及发展现状，收集整理实践中不同层面的典型案例，希望能够总结经验、发现亮点、直面挑战、继往开来，为未来进一步推动相关政策制定和实践探索提供参考和方向，为我国的政策制定者、学术研究者、管理者乃至产业界进一步了解和推动老年整合照护提供有益的参考和启发。

本书在编写和调研过程中得到了多位国内外专家及国内医养机构管理者的大力支持，在此深表感谢。感谢中国医学科学院和泰康养老保险股份有限公司对本研究提供的资金支持。

胡琳琳　王懿范
2022 年 6 月

目　录

理论篇

第一章　老年整合照护的背景与内涵 …… 2
第二章　老年照护评估工具的发展 …… 26

国际篇

第三章　美国老年整合照护体系 …… 38
第四章　日本基于社区的综合照护体系 …… 56
第五章　英国医疗与社会照顾整合体系 …… 66
第六章　澳大利亚老年整合照护体系 …… 76

实践篇

第七章　中国老年整合照护的政策、发展现状与未来展望 …… 90
第八章　老年中期照护——北京老年医院的探索 …… 113
第九章　基于综合评估的机构整合照护——燕达金色年华健康养护中心 …… 121

第十章　以医带养——深圳市罗湖医院集团医养融合的探索与实践 …… 134
第十一章　世界卫生组织老年整合照护模式实践——北京市朝阳区试点 …… 148
第十二章　社区居家医疗照护——北京市丰台区的探索 …… 162
第十三章　北京市西城区基于智慧平台的“家庭养老照护床位”实践 …… 170
第十四章　急性后期康复护理医保改革——浙江金华的探索 …… 180
第十五章　整合式长期护理保险制度——青岛实践 …… 191
第十六章　通过长期护理保险制度建设促进医养结合——嘉兴模式 …… 198
后记 …… 205

理论篇

第一章

老年整合照护的背景与内涵

随着人口老龄化趋势的不断加深，世界各国均面临着老年医疗照护的共同挑战。截至2019年，全球老年人口数达7.03亿，预计在今后30年内将增加1倍以上，到2050年将达到15亿人，65岁或以上人口的比例将从目前的6%增加到16%。老年人群的健康问题增多，慢性病发病率增加，许多老年人患有一种或多种慢性病，如肿瘤、心脑血管疾病、认知障碍、肌肉骨骼类疾病等。这些疾病导致的功能损伤及老年本身的身体功能衰弱，造成日常生活活动能力、感知觉与沟通、认知等功能下降，即失能失智问题，需要不同程度的照护或支持。老年人群这种疾病与失能叠加、健康问题复杂的特点，需要同时提供医疗、康复、护理、生活照顾等多种服务。围绕老年人的需求，协调提供各类服务成为老年健康照护体系的发展方向。

整合照护（integrated care）在全球各国的卫生体系中已经有很长的发展历史，它反映了服务跨卫生体系内部不同层级及机构的组织和连接。20世纪60年代以来，部分发达国家发展的“多学科团队”“伙伴关系”“综合慢性病管理”“整合服务网络”“综合临床路径”等，都反映了对更加整合协同的卫生服务的追求。整合服务除在医疗卫生系统内部外，还通常发生在医疗服务和社会服务部门之间，因为对一些群体（如老年人）而言，他们对医疗服务和社会照护服务的需求都存在。因此，跨部门的整合也是一类重要的整合。

在全球老龄化和疾病谱转变的大背景下，整合服务的必要性越来越高。2015年，世界卫生组织发布《以人为本的整合卫生服务全球战略》（global strategy on people-centered and integrated health services），正式提出了以人为本的整合卫生服务这一全球战略，呼吁从服务、管理和筹资层面转变卫生服务的基本模式，围绕人的全方位需求，实现以疾病预防为主，以社区为基础的安全、优质、可负担的整合型卫生服务。报告指出，构建以人为本的整合卫生服务体系是减少卫生服务体系碎片化、提高医疗服务质量的有效途径。这样的卫生体系能够响应各种正在出现的挑战，包括城市化、不健康生活方式的全球蔓延、人口老龄化、传染性和非传染性疾病双重负担、多病并存、卫生保健费用增长、疾病暴发等。

同在2015年，世界卫生组织发布了《关于老龄化与健康的全球报告》，2016年世界卫生大会通过了《老龄化与健康全球战略和行动计划》，两份文件都明确提出了以老年人为中心的整合照护的理念，即围绕提高老年人功能发挥的能力而非治疗单一疾病，以协同的方式提供服务，从而促进健康老龄化。《关于老龄化与健康的全球报告》提出，应特别关注那些以改善老年人身体和心理能力为目标的干预措施，而不是像以往一样，以一种不连续的方式去治疗某一类疾病或处理某一些症状。这就需要改变卫生和社会服务的组织方式，在卫生体系内部，卫生与社会服务部门之间，以一种更为整合的方式来提供服务。这一针对老年人的整合照护的理念和新的概念框架已经在世界范围内得到研究和传播，整合照护所带来的综合、连续和高效的优势已得到国际社会的广泛认可，越来越多的国家将其作为一项积极应对老龄化的重要战略。

我国当前人口老龄化呈现规模大、进程快、高龄化态势显著等特征，社会养老负担随之加重。根据第七次人口普查数据，2020年我国65岁及以上老年人口数已达1.9亿，占人口比例达到13.5%。老年人医疗健康和生活照顾需求叠加的趋势越来越显著，单纯的养老照顾已经不能满足老年健康需求。2013年国务院出台《关于加快发展养老服务业的若干意见》，首次提出了积极推动医养结合发展。2015年国家卫生和计划生育委员会、民政部等部门联合出台《关于推进医疗卫生与养老服务相结合的指导意见》，明确了医养结合的重点任务，在此之后，各地纷纷开展了医养结合试点工作。2017年国务院印发《“十三五”国家老龄事业发展和养老体系建设规划》，提出建立“居家为基础、社区为依托、机构为补充、医养相结合的养老服务体系”，医养结合成为我国养老服务体系建设的重要目标和特点之一。然而，各界对于医养结合的内涵、路径、模式、体系还缺乏统一的认识和理解，与国际上推行的老年整合照护还存在一定差异。本章就整合照护及老年整合照护的发展背景、概念内涵及关键要素进行梳理和总结，为我国医养结合的推行提供理论参考和经验借鉴。

一、整合照护

（一）整合照护的理解

目前学界对于“整合照护”的概念尚未有统一界定，这一概念更像一个“伞形”术语，涵盖了各种各样解决医疗照护服务碎片化问题的方式和实践，而这些方式在实施范围、价值等方面都是不同的。2009年的一篇对整合照护文献的英文综述中反映了与其相关的175个定义和概念，这种多样性体现了整合本身的复杂，因为整合照护涉及多个学科及角色，不同专业视角和目标的研究在该术语的理解上存在差异。国内学者对于integrated care的翻译不同，常见译名包括综合护理、整合照护等。为区别于一般的医疗服务或生活照顾概念，并涵盖老年人群复杂的服务需要，本书采用整合照护这一名词，包含从医疗、康复、护理到生活照顾、社会服务等不同层级的照护。

要理解整合照护，首先需要区分整合和整合照护。科德纳（Kodner，2002）等从患者角度出发，将整合和整合照护做出了区分：整合是在资金、行政、组织、服务和临床水平上一系列方法、流程和模式的组合，旨在提高服务的协调性。整合照护则是服务的一个组织原则，其目标是通过提供更协调的服务来改善患者照护质量。因此，如果通过整合的过程和努力，结果能使患者群体受益，那么这一结果可以称为整合照护。

洛伊茨（Leutz，1999）将整合照护定义为：一种将卫生系统（急性、初级医疗和技术性医疗）与其他服务系统（如长期照护、教育、职业和住房等）连接起来，以改善结果（包括临床结果、满意度和效率）的方法。列艾特（Leatt，2000）从相对宽泛的意义上界定了整合照护：创造一个现代化的、具有成本效益的系统，在医院、长期护理机构、基层卫生保健、家庭照护、社会福利机构、学校、警察和其他影响健康因素的服务之间建立更加紧密的工作关系。2015年世界卫生组织《以人为本的整合卫生服务全球战略》将整合卫生服务定义为：在卫生系统内的不同级别和节点，根据人们整个生命过程的需要进行服务的协调和衔接，确保人们获得连续的健康促进、疾病预防、诊断、治疗、管理、康复和缓和医疗等服务。此外，还有一些定义更强调整合的价值，如王懿范（2016）提出：整合照护是通过医疗组织及管理，以满足被照顾者全面性的需要，在适当的时候提供易用及适宜的服务，以达到被照顾者预期的成果及价值。

由此可见，尽管研究界对于“整合照护”的定义各有差异，但其内涵要素大致相同。这些定义都反映了：①整合的对象，既包含卫生系统内部不同层级、不同机构之间的整合（如初级和次级医疗），卫生系统与社会服务等其他系统（如长期照护系统）之间的整合；②整合的手段和方式，即通过资金、行政、组织、服务和临床水平上一系列方法、流程和模式进行整合；③整合的基本原则，即以人为中心，围绕患者全方位的需求来进行；④整合照护的目标，即改善服务提供的效率、质量和结果，满足被照护者的全面需要。

（二）整合的类型

整合是一个复合型概念，可以有多种类型。因此，照护体系的整合也可以采取多种形式。整合照护的目的和范围可能有显著差异，从针对某一特定疾病的整合照护体系（糖尿病患者整合照护体系），到针对特定人群的整合照护体系（老年整合照护体系），再到完整的整合型卫生体系。此外，由于并非每个个体都需要统一强度的整合照护，整合体系也可以按照不同强度的连接组成，如从松散的组织间合作到成为完全一体化的组织。从不同视角出发可将整合归纳为不同的分类，有助于全面理解并构建整合照护体系。

1. 按整合方向划分　按整合的方向，整合可以分为横向整合（horizontal integration）和纵向整合（vertical integration）两大类（图 1-1）。

（1）横向整合：指在服务提供的同一阶段中的跨部门、组织或专业的业务整合，通常涉及服务供给主体的整合，将在一个管理框架下提供相似级别的服务组织进行分组，合并组织的资源以提高效率和利用规模经济。横向整合的典型例子是多学科团队，还包括不同急性医院的合并，或者整合了医疗和长照照护集团的形成，以及急性期与急性后期康复服务的衔接等。

（2）纵向整合：指在一个照护系统内部，不同照护层级的运营单位间业务活动的协调。典型的例子是初级医疗与次级医疗之间的整合，或者社区内全科医生与养老照护之间的整合等。

2. 按整合照护的运行功能划分　各类整合都是通过一系列的综合过程实现的，不同类型的整合其具体内容和方式（功能）各有侧重，有的类型倾向于有形的系统、结构上的协调，有的更倾向于无形的专业态度和团队合作方面的调整，按照整合照护体系必需的功能可划分为 5 种类型（表 1-1）。

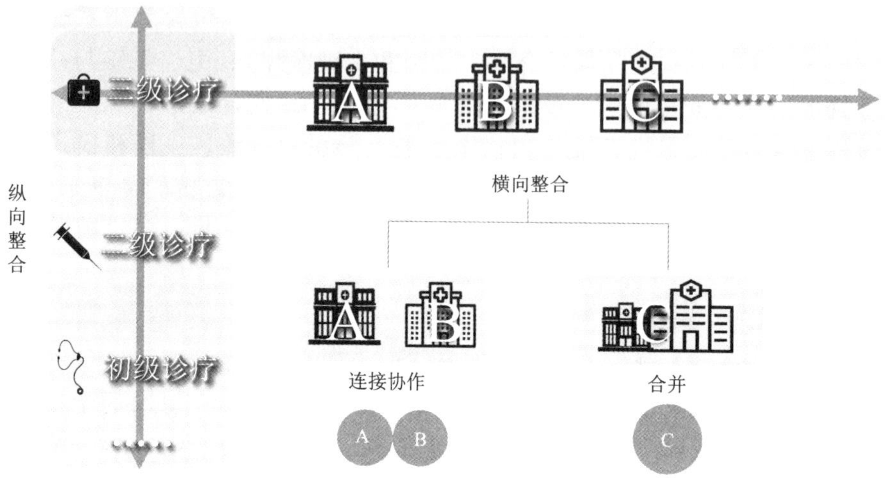

图 1-1　整合照护的方向

（1）系统整合（system integration）：指以统筹协调政策、规范、管理框架等为手段，实现顶层设计的统一。利用政策杠杆，强调建立更协调的延续性照护体系，重视照护服务供方多样性，通过制定财政支付方面的激励政策等，进行照护系统上的整合。

（2）规范整合（normative integration）：指在组织机构、专业团队及个人之间培养共同的价值观、文化及愿景。通过培养共同的整合目标、识别和解决沟通中的隔阂、建立临床上的联系与信任、让照护服务的使用者和更广泛的社会群体参与，在规范上达成一致。

（3）组织整合（organizational integration）：指在组织层面进行结构、治理系统和关系上的协调。利用正式和非正式的联合或合作经营，如紧密型或松散型的医疗照护联合体等，或是通过基金会、行业协会、专业委员会等一些伞状组织，形成组织机构间的合作与整合。

（4）行政整合（administrative integration）：指将后勤、预算和财务等职能进行整合。建立共同的责任机制、筹资过程或信息系统等，以支持照护体系的运行。

（5）临床整合（clinical integration）：指协调技术、标准、信息和服务等，在一个单一的服务过程中整合患者照护。开发衍生的临床角色、指南，发展跨专业教育，或是发挥患者在共同决策过程中的作用。

表 1-1 5 种主要的整合类型及其整合过程

类型		含义
宏观层面	系统整合	统筹协调政策、规范、管理架构。例如，出台鼓励院外延续性服务的政策，建立质量和结果管理制度促进整合，或建立促进向下转诊的财务激励政策
	规范整合	在组织机构、专业团队和个人之间培养共同的价值观、文化及愿景。例如，建立共同的整合目标，发现并解决沟通方面的问题，建立医患之间的信任，促进服务对象和社区的参与等
中观层面	组织整合	在组织之间进行结构、治理机制的协调。例如，不同组织合并为同一集团，建立统一的治理结构，组织间通过整体支付、业务外包等建立正式或非正式的合约关系，或者建立伞形组织覆盖和协调各个机构
	行政整合	将后勤、预算和财务系统进行整合以支持照护体系的运行。例如，建立责任共担机制，统一管理流程或信息系统
微观层面	临床整合	协调信息和服务，在一个单一的过程中整合患者照护。例如，建立延伸性的临床角色及指南，发展跨专业教育，或者促进患者参与临床决策

3. 按整合程度划分 整合照护在整合程度上由弱到强分为 3 个层级（图 1-2）：连接（linkage）、协作（coordination）和完全整合（full integration）。各层级之间的差异主要在于整合照护中各要素之间的整合程度。

（1）连接：指服务供给的各部分或部门之间通过临床分析、数据库查询等方式界定服务对象的需求，不同的专业服务者能够敏锐意识到服务对象的各种需求，并了解何种服务由谁负责，从而帮助进行服务的连接。但同时，各部分或部门仍在各自的辖域、准则标准、服务责任、运作规则内行使其功能，尚未涉及组织间和专业间的共同合作。

（2）协作：比连接的结构化程度更高，将急、慢性病治疗及其他照护服务协调起来，创建机制以管理各类照护服务（如配置个案管理员）。协作模式主要关注服务对象短期或长期同时的或顺序的照护服务需求，协调不同系统、不同给付范围服务的提供；有计划地分享临床信息；提供各种转介服务；分配照护的责任。总体而言，协作模式要建立结构性的机制和流程，解决服务供给上的混乱，以及不同部门和系统之间的碎片化和不连续性问题。

（3）完全整合：作为一种最高层次的服务整合，意味着建立新的项目或组织，基于同一个系统将多元体系中的供给责任与服务资源进行全面整合，重新界定新的给付范围和直接提供服务，实质上是一种完全融合的服务供给状态。

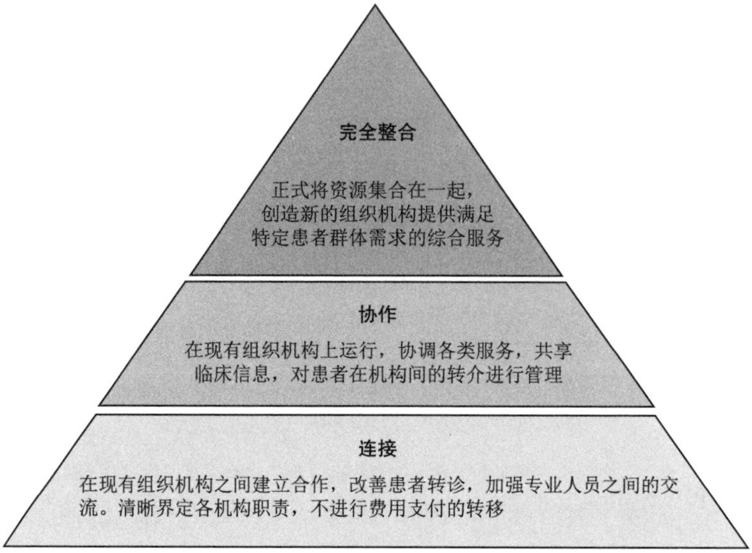

图 1-2　整合照护按整合程度分成的 3 个层级

（三）整合照护的评估

除明确整合照护的概念外，整合照护的评估也是一项十分重要的工作，因为基于科学证据的效果评估，能够为探索合适的整合模式和机制提供依据，实现持续改进。

世界范围内已有比较多对整合照护的评估研究，也建立了一些用来评估整合照护的方法。但这些方法通常侧重于衡量组织和行政整合，即主要关注结构和过程层面，而很少能够评估结果。实际上，目前还没有能够建立一套可用于同时评估整合照护实施过程及影响的测量工具和指标。此外，许多对整合照护干预措施的评估未考察整合前的服务提供模式，所以无法充分评估完全由服务整合所带来的收益。

对整合照护模式或项目的评估应关注其过程和结果，同时也需要考虑整合照护发展的环境，以及服务利用者、提供者等不同的视角，提供服务的层级等。在工具方面，理想化的情况是建立一套标准化、经过验证的指标，能够跨场景应用，针对不同的整合模式、结构和过程进行评估。在研究方法上，可以应用包括定性研究在内多种方法的组合（如案例比较研究等）来更好地总结整合的成功经验。跟踪评估方法（longitudinal methods）也可以运用到整合照护的评估中，因为它不局限于对整合照护的横断面研究，而是从时间过程去分析评估整合，不仅能够评估整合带来的长期影响，还能了解这一影响是如何发生的，或者说患者是如何体验到这种变化的。

总之，整合照护的评估十分重要，因为只有基于评估的证据，才能有的放矢，不断改善。然而，对于整合照护的评估目前还存在比较大的短板。未来需要发展针对过程和结果的评估工具、指标和方法，回答在什么环境下、什么整合模式对谁有效的问题。

二、老年整合照护

（一）老年整合照护的发展背景

老年人群是整合照护的高需求群体。随着年龄的增长，人们的健康问题会变得越来越具有复杂性和长期性，多病共存往往成为一种普遍存在的情况。身体、感觉和认知功能方面的损伤增加，还会发生一些老年综合征，如衰弱、尿失禁及跌倒风险。这些问题都无法归类于某一种疾病类型。患一种或多种慢性病的风险随着年龄增长，如果不通过服务的协调来进行干预和防范，这些慢性病问题有可能造成多重用药、疾病急性发作入院和死亡。为具有多重健康问题的老年人提供服务是一项复杂的任务，可能需要很多个健康工作者共同参与。但在很多卫生体系中，服务是断裂、不连续的，服务提供者和机构之间缺乏协作。服务供给的碎片化不仅可能导致照护服务难以充分满足老年人的需求，还会增加老年人和卫生服务体系费用负担。

为了提供老年友好型、整合型服务，必须重构医疗照护服务的提供方式，围绕老年人的需要而非服务本身来提供服务。世界卫生组织在《关于老龄化与健康的全球报告》中提出了 2 个重要的概念：内在能力（intrinsic capacity）和功能发挥（functional ability）。内在能力指包括个人的躯体和精神（心理）能力在内的综合能力；功能发挥指人的内在能力与所处环境的结合和互动，反映了人能够发挥各项功能的能力。老年照护的一个方式转变就是从仅聚焦于治疗某一疾病或健康问题转向使老年人在生命历程中的内在能力最大化。图 1-3 显示了生命历程中内在能力和功能发挥的典型模式。随着年龄的增长，由于衰老过程和潜在疾病等因素的影响，老年人的内在能力和功能发挥下降，从能力相对较高和稳定的阶段发展到能力下降的阶段、能力严重丧失的阶段。

在这个报告中，世界卫生组织明确指出以老年人为中心的整合照护是贯彻老年人一生复杂干预的最佳方式。老年整合照护方法是在衰老历程中通过卫生、长期照护和环境方面的共同干预，从而扭转、减缓或预防内在能力衰退，这是健康老龄化的关键所在。

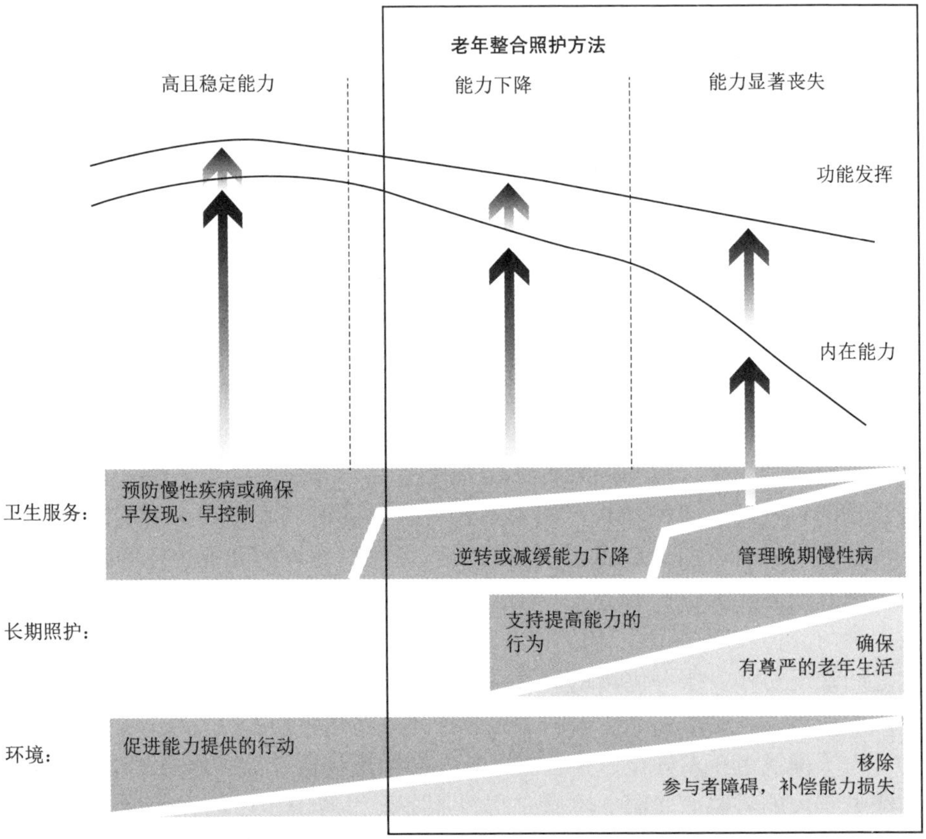

图 1-3　内在能力与功能发挥：老年整合照护的核心目标

［资料来源：世界卫生组织．初级保健中以人为本的评估和路径指南．https://www.who.int/ageing/publications/icope-handbook/en/.（Accessed 2021-4-16）］

由此可见，老年人群健康问题的复杂性决定了老年健康服务应以更加整合的方式提供，而服务提供的目标应围绕最大化改善或维持老年人的内在能力，并有助于其各项功能的发挥。这涉及卫生服务部门、长期照护部门和生活环境相关部门。老年整合服务需要在这些部门内部和部门之间进行协调，保证服务的提供能够围绕老年人的需要，提高老年人的内在能力和功能发挥水平。也就是说，老年整合照护旨在围绕被照护者的需求，协调不同环境、机构下老年人所需的医疗照护及生活照护服务，帮助老年人群保持和改善健康的内在能力及功能发挥，是实现健康老龄化的重要途径和手段。

（二）老年整合照护的意义

1. 弥补照护体系碎片化问题，提高照护服务质量　当前各国老年政策的制定普遍缺乏整体视角，不同部门发布的健康服务政策存在冲突。卫生服务体系通常由医疗卫生部门负责，而社会照护体系则由社会福利部门负责，两种服务体系之间相对分割，这种分割的安排导致服务之间难以协调；医疗护理及社会照护在语境文化、专业角色和职责及运作服务方法等方面存在明显差异，这种碎片化的结构使照护服务提供者缺乏合作变革的动力，不利于照护服务的协调。不同组织和机构间围绕稀缺资源分配开展的竞争则进一步加剧了体系整合的难度。老年整合照护体系的建设需要卫生服务体系、社会服务体系和其他相关部门的共同参与。因此，建立老年整合照护体系不仅可以通过设立整合部门，打破卫生及社会服务体系之间的边界，还可以加强不同政府部门、服务机构及项目之间的协作与连接，实现各类服务之间的有效整合与无缝衔接，改善当前卫生及社会服务体系碎片化的问题。老年整合照护最突出的优势在于以被照护者受益为主要目标，不再只关注临时性或急诊式的患者需求，而是关注照护的连续性、协调性和长期性，确保适合的专业人员从事照护，有助于提升照护服务的质量和满意度。

2. 提高服务效率，减少支出压力　碎片化的老年照护体系存在重复低效、医疗成本过高、资源浪费和分配不均等问题；同时，不断攀升的行政成本也进一步降低了既有体系的效率。机构照护和社区照护体系的双轨制运作，导致许多原本可以在社区接受照护的老年人增加不必要的机构照护和住院治疗。整合照护突破服务项目局限于单一照护机构、部门的设置，确保照护决策充分考虑到各方面具备的能力和资源，避免了不同机构及部门间不合作导致的资源浪费和重复工作，充分利用社区，用最具成本效果的方式提供服务，能够提高老年照护资源的利用效率，减少社会照护支出压力。

3. 改善弱势群体福祉，促进社会公平　目前世界各地的许多卫生系统通常侧重于应对偶发性、紧迫性的医疗问题，而不是满足随着年龄增长变得越来越复杂的和长期的健康需求。老年人普遍存在的健康问题（如慢性疼痛，听觉、视觉、行走或日常活动困难的管理）容易被忽视，缺乏预防和管理老年问题（如虚弱和尿失禁）的方案。老年人内在能力下降的早期标志，如步态速度或肌肉力量的下降，往往得不到识别、治疗或监测。当前的卫生体系缺乏对老年人的资源倾斜，并往往因其收入较低和社会保障不足等经济问题而加剧。关注越来越多老年人的健康照护需求是实现全民健康覆盖的基础。整合照护服务体系以个人为中心，以社区为基础，充分调动社区及居家照护资源，能够改善或维持老年人群生理、心理、社会适应全方位的健康水平，鼓励老年人群自助、互助，有助于提高老年人群的自我价值感和社会参与，促进社会公平。

（三）老年整合照护的内涵和方法

在2015年世界卫生组织专门提出老年整合照护的战略之前，针对老年人（尤其是衰弱老年人）的整合照护已经在各国得到较多的应用和发展，学界针对整合照护的模式、效果等也进行了较为丰富的研究。

在《关于老龄化与健康的全球报告》的基础上，世界卫生组织专门提出了老年整合照护（integrated care for older people）的方法。按照世界卫生组织的定义，老年整合照护是以老年人为中心，整合卫生服务和长期照护系统（包括家庭照护）中不同水平和地点的资源，协调不同服务提供者及服务环境，持续性地提供跨越服务种类的医疗卫生和照护服务。其目标是优化老年人的内在能力，提高照护水平及生活质量。2019年，世界卫生组织进一步发布了《老年整合照护实施框架：体系及服务工作指南》，将实施分为3个层面（图1-4）：①微观层面，即在临床或干预措施层面；②中观层面，即在组织或专业层面；③宏观层面，即在政策或部门层面。世界卫生组织倡导的多项整合照护策略及方法都是在各国实证经验的基础上发展起来的（专栏）。

1. 微观层面　世界卫生组织强调老年整合照护是一种基于社区的方法，临床层面的整合对于老年人来说尤其重要。应以改善老年人的功能发挥能力为目标对老年人进行综合评估，制订由所有照护提供者共同参与的照护计划。同时，强调持续的个案管理、对自我管理的支持和基于社区的照护。

2. 中观层面　世界卫生组织强调了3个方面的策略：①鼓励个人和社区的参与，是积极地让老年人及其家庭、照护者和社会力量参与提供服务；提供照护人员的支持与培训；②支持多学科团队跨机构服务，是积极地寻找和识别在社区中需要照顾的老年人；进行以人为中心的评估（当老年人进入医疗或社会服务，或观察到老年人潜在内在能力下降时）；支持专业照护团队制订个性化的照护计划；建立医疗及社会服务的提供网络，以便及时转诊和提供服务；③调整以社区为基础的卫生服务模式，是通过社区照护人力提供基于社区的照护服务；提供在社区进行安全、有效的照护服务所必备的基础设施（如物理空间、交通、电信等）；提供老年人可接受的照护（需要时提供辅助产品）。

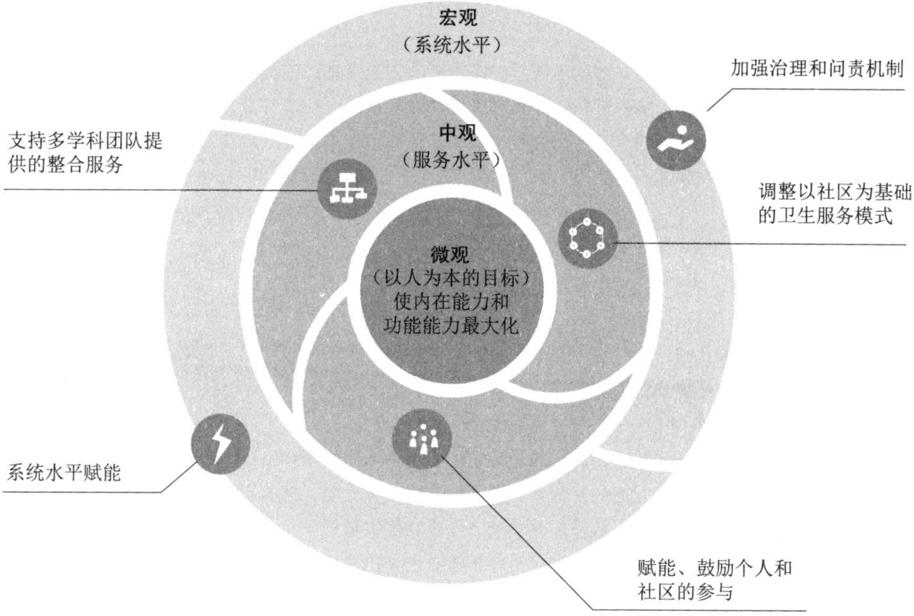

图 1-4　老年整合照护的实施框架

（资料来源：世界卫生组织．老年整合照护实施框架：体系及服务工作指南．2019 年 1 月．https://www.who.int/publications-detail-redirect/9789241515993.）

3. 宏观层面　世界卫生组织强调应加强治理和问责机制，以及系统水平赋能。加强治理和问责机制是支持老年人及其家庭或照护者、社会力量和当地服务提供者积极参与政策制订和服务发展；创建或更新整合照护相关政策及监管框架，防止虐待老年人；开展老年整合照护服务的质量保证和流程改进；定期检查照护公平性。系统水平赋能是培养现有和新兴劳动力（有偿和无偿）提供整合照护的能力；建立结构化的筹资支付体系以支持老年人群的医疗及社会照护需求；建立公平的人力资源管理流程，以支持有偿或无偿的照护劳动力；通过健康信息及通信技术，促进信息交流；收集并报告现有健康信息系统中老年人的内在能力和功能互助。同时，维护照护提供者的身心健康，并提高其照护技能，对老年人的整合照护至关重要。

专栏　支持世界卫生组织老年整合照护方法的研究证据（1991—2015）

聚焦于内在能力

重视内在能力比优先管理特定慢性病更为有效，有助于避免不必要的治疗、多重用药及其副作用。

实施综合评估和制订照护计划

通过综合评估和照护计划，协调不同照护提供者的临床管理，围绕一个共同的目标将提供者连结起来。对住院治疗的人，这些评估和计划可以最大限度地减少住院的潜在风险和危害，并有助于成功出院居家。对于接受长期照护的出院者，这些评估和计划可以促进后续工作，并且能在医疗和社会照护之间建立基本联系。

个案管理

根据系统报告，个案管理不仅可提升自身能力，多方面优化药物管理，改善社区服务的使用，还可改善老年人的健康状况，对患有多种慢性病的人有临床上的益处。

支持自我管理

研究表明，结构化的自我管理方案可大范围地改善老年人的健康状况，这些改善体现在身体活动、自我照护、慢性疼痛和自我效能感方面。

以居家为基础的干预

专业的医务人员在社区范围内进行的居家上门服务具有积极影响。对 64 项随机试验的回顾发现，当居家上门服务包含多方面的评估并且开展了 5 次及以上时，居家上门服务是有效的。其效果突出体现在急诊就诊数、住院次数、住院时长、发生跌倒人数的减少，以及身体功能改善。为了尽可能地提高有效性，居家服务必须与基层医疗服务有密切的联系，必须包括定期的后续服务而且仅限于低死亡风险的人。

资料来源：ISLENE A，EPPING-JORDAN J A，POT A M，et al. Organizing integrated health-care services to meet older people's needs［J］. Bulletin of the World Health Organization，2017，95（11）：756-763.

（四）老年整合照护的全球经验和典型模式

在过去的50多年里，全球范围内许多国家和地区都进行了整合老年照护服务的尝试，包括整合医疗和社会服务、整合急性期和急性后期服务、多学科团队服务等，以提高服务的连续性、全面性和综合性。以下介绍一些老年整合照护的典型模式，这些模式由于地区、时代背景、整合环节的不同，具有不同的服务对象、服务内容、组织形式、筹资渠道、支付方式等，可以帮助我们快速了解老年整合照护在全球的发展过程和经典模式。

1. 美国全方位养老照护项目（Program of All-inclusive Care for the Elderly，

PACE）　于 1986 年在美国开始实施，是美国最为成功的社区老年人医养结合模式。作为完全整合的模式，PACE 模式有效降低了住院率、急诊量，减少了住院时间。

（1）目标：PACE 模式旨在为生活在社区的老年人设计照护服务方案，提高体弱老年人的独立生活能力和生活质量。

（2）对象：55 岁及以上，居住在 PACE 机构服务区，经州医疗补助机构认证具备接受护理之家（nursing home）照护资格的老年人。

（3）筹资与支付方式：PACE 的筹资来源包括美国的医疗保险、医疗补助和患者自费，采用人头计算的方式按月支付。PACE 机构为筹得的资金承担财务风险。

（4）服务内容：PACE 提供的服务覆盖长期照护、医疗护理和社会服务。以最小的 PACE 服务包为例，服务项目具体包括：跨学科的健康评估和治疗计划、初级保健的医疗和护理服务、社工服务、康复治疗、个人照护和社会支持性服务、营养咨询、康乐治疗、交通服务、用餐、专科医疗服务、实验室检查、X 线和其他诊断服务、药品和生物制品、假肢和耐用医疗设备、矫正视力设备、助听器和义齿、急性住院照护、照护机构护理服务。

（5）核心人员与职能：PACE 的多学科照护团队由医生、执业护士、社会工作者、营养师和治疗师组成。多学科照护团队负责持续评估老年人的医疗照护需求，制订照护计划并协调服务提供。多学科照护团队在制订照护计划时不受医疗保险的限制，可以制订并实施健康维持性服务而非仅限于功能维持性服务，对于随访频率和时长的设定也有更大的灵活性。

（6）服务机构：除急诊医院、护理之家、专科医院和居家照护的服务外，大多数服务都以成人日间健康中心（Adult Day Health Center）为服务点。成人日间健康中心由 PACE 组织管理，是多学科团队成员办公的地点。老年人的评估、检查、护理和治疗等医疗服务及娱乐社交活动也在成人日间健康中心开展。PACE 会安排交通接送老年人至成人日间健康中心或其他机构，也会安排工作人员在老年人家中、医院或护理之家开展服务。

2. 加拿大维持自主性的整合服务研究项目（the Program of Research to Integrate the Services for the Maintenance of Autonomy，PRISMA）　于 2001 年在加拿大实施，主要面向体弱老年人，为其提供医疗卫生和社会支持服务。研究显示，PRISMA 作为典型的协作式整合模式，在延缓功能下降、减少再入院方面成效显著。

（1）对象：65 岁以上，经评估确定为失能，需要 3 种以上不同服务的老年人。

（2）协调方式：机构间的协调是 PRISMA 模式的核心，PRISMA 在各个层面均建立了协调机制。首先，在治理层面，成立联合理事会（Joint Governing Board，JGB），进行政策、战略方向、资源分配的协商。JGB 由所有医疗卫生机构、社会服务机构、不同类型的社区机构（如公共、私营和志愿者机构）组成。其次，在管理层面，JGB 授权的服务协调委员会（Service Coordination Committee）监督服务协调机制并促进服务调整，以确保服务的连续性。服务协调委员会由公共和社区服务机构的代表与接受服务的老年人组成。最后，在临床层面，以个案管理员为核心的多学科团队进行老年人需求评估，并提供照护和其他服务。

（3）老年人纳入途径：PRISMA 采取统一的纳入渠道。PRISMA 通过建立全天无休的健康信息热线（health info line），使老年人、家庭照护人员和专业医护人员能够通过电话或书面转介的方式提出申请。PRISMA 对申请者进行 PRISMA-7 问卷筛选。对于筛选出的老年人，医护人员将对其进行详细的失能程度评估，并将符合条件的老年人转介至个案管理员处。

（4）核心人员与职责：PRISMA 通过个案管理员进行服务整合。个案管理员通常为护士、社会工作者或其他卫生专业人员，其有资格在所有机构的服务中开展协调工作，主要职责包括全面评估老年人需求，制订服务计划并安排老年人接受服务；在服务过程中，个案管理员协调各方资源的支持，指导多学科团队，监测老年人健康并对其进行重新评估。制订个性化服务计划（individualized service plan，ISP）是个案管理员最重要的工作，ISP 内容主要是服务和目标的概要和总结。虽然 ISP 是由个案管理员对老年人进行整体评估后主导制订，但需要在多学科团队会议中由主要的照护人员商定并经老年人和非正式照护者验证才能生效。

（5）评估工具：PRISMA 模式的评估工具为功能自主性测量系统（functional autonomy measurement system），是高度标准化的评估工具。功能自主性测量系统量表可用于 PRISMA 所有机构医护人员的需求评估过程，对老年人的 5 类功能水平进行评分，包括日常生活活动能力、移动能力、沟通能力、心理功能和工具性日常生活活动能力。

（6）临床和管理信息接口：PRISM 具备高效的临床和管理信息接口，应用电子临床病历（computerised clinical chart，CCC）在所有机构之间收集和共享完整动态的信息，向管理者和临床工作者反馈。

3. 澳大利亚伊拉瓦拉整合照护试点（Illawarra Coordinated Care Trial）　又称照护网络（Care Net，CN），是澳大利亚 9 项整合照护系列示范项目之一。该试点于 1997 年 11 月至 1999 年 12 月实行，总计为 26 个月。该试点通过委托的方式，雇佣照护协调员与全科医生共同进行照护服务的协调，可以视为一种协作式整合模式。

（1）目标：项目旨在进行澳大利亚国家卫生体系内的照护整合，合理配置现有医疗资源，实现人群健康效益的最大化。

（2）对象：65 岁及以上，有跌倒风险或复杂的医疗或社会问题，需要来自非单一医疗服务机构提供多学科照护服务的老年人。

（3）管理部门：CN 在地方卫生局许可下，成立名为伊拉瓦拉照护网（Care Net Illawarra）的独立组织，进行整体行政管理和预算的集中管理。

（4）筹资渠道：CN 筹资渠道较为多元，由公共部门或者组织以常规卫生系统年均成本为依据进行资助。根据目标群体的特点，试点项目资金来源包括：①健康保险委员会（the Health Insurance Commission，HIC），为医疗和药品福利清单（the Medical and Pharmaceutical Benefit Schedules，MBS&PBS）中的服务提供资金；②伊拉瓦拉地区卫生局（the Illawarra Area Health Service，IAHS），为医院和社区服务提供资金；③家庭和社区照护计划（the Home and Community Care，HACC），为新南威尔士州家庭照护服务提供资金；④退伍军人事务部（the Department of Veterans' Affairs，DVA）。

（5）信息系统：CN 基于内部网络开发了一套信息共享系统，使获取患者信息的过程更加便捷。该系统的功能包括电子健康档案模块、供照护协调员使用的服务协调模块、供全科医生使用的患者管理模块；此外，还设计了全科医生与服务机构（如 IAHS）之间的电子邮件系统，服务机构（如 IAHS）的医院临床数据访问系统，以便查找患者诊断、检查、病案等信息。

（6）核心人员与职能：照护的整合由照护协调员和全科医生/个案管理员共同承担。照护协调员由 CN 雇佣，负责制订照护计划、与老年人/照护者和全科医生共同商定照护服务清单；购买服务并监督照护计划实施；监管服务利用情况和成本支出；评估健康结果。项目以全科医生作为个案管理员，主要负责调研、治疗和其他多学科照护服务的协调工作。在照护管理方面，个案管理员负责联络不同的机构，安排专科医生参与照护计划。此外，个案管理员还负责慢性病管理及老年人个人、家庭和社会问题的咨询。

（7）服务内容：CN 模式采用委托方式提供综合性服务。服务主要由社区照护服务机构提供，如 IAHS 和当地 HACC 机构提供的公共服务，其他机构提供的私人服务；此外，还包括医疗（如全科医生和专科医生的诊疗服务）、医药和住院等临床服务。临床治疗服务项目由全科医生决定，其他服务由照护协调员组织。

（8）成效：经评估，参与者对照护服务的组织和提供满意度较高；经生活质量量表（SF-36）评估，CN 模式提高了老年人的自报健康状况，在认知功能改善方面也有较好的效果。在经济效益方面，CN 项目能够实现预算平衡和部分结余的目标，起到节约资金的作用。

4. 意大利罗韦雷托模型（the Rovereto Model）/银色网络居家照护项目（the Silver Network Home Care project，SNHC） SNHC 是意大利于 1997 年启动的全国性综合居家照护计划。1997—1998 年，该项目覆盖意大利全国范围的 11 个城市，意大利北部罗韦雷托是其中之一。SNHC 也是一种典型的协作式整合，主要通过个案管理进行服务协调。

（1）目的：设计统一的社会和医疗照护整合方案，采用标准化评估工具，通过个案管理的方式，重构并整合体弱老年人的社区照护服务。

（2）筹资：该项目由意大利老年医学会、意大利全科医师协会和辉瑞意大利公司赞助，除使用现有服务外，主要资金来源为研究基金。

（3）核心人员与职责：主要职能人员有社区老年医学评估小组（the community geriatric evaluation unit，CGEU）/老年医学多学科团队（geriatric multidisciplinary team）、个案管理员、全科医生。老年医学评估小组是服务的“守门人”，包括一名老年医学专家、一名社会工作者、一名物理治疗师和几名护士，小组成员皆为政府雇员。个案管理员、老年医学评估小组、全科医生共同设计和实施个性化的护理计划，决定老年人有资格获得哪些服务，由老年医学多学科团队负责提供服务。个案管理员通常是具有老年护理经验的注册护士，同时也是老年医学多学科团队的成员，主要负责进行全面的老年医学初步评估和随访期的后续评估，协调不同机构提供的各种服务，从而促进整合过程。此外，监督服务实施，应老年人和全科医生的要求提供额外帮助也是个案管理员的职责。全科医生直接参与个案搜集、评估过程、护理计划的制订和紧急情况的应对。

（4）评估工具：SNHC 项目使用高度标准化的居家照护最小数据集（the minimum data set for home care，MDS-HC）作为评估工具。MDS-HC 包含的 300

个条目能够反映老年人的关键身心问题，与老年人评估协议关联，从而提供一般性准则来指导进一步的评估和个性化护理计划的制订。MDS-HC 评估表由 MDS 评估表筛选部分条目构成，便于居家照护提供者评估老年人的功能、健康、社会支持和服务使用等主要方面的情况。

（5）服务过程：首先，老年人申请居家照护干预，由个案管理员使用 MDS-HC 工具对其进行全面老年医学评估，并将初步评估结果报告提交至社区老年医学评估小组；社区老年医学评估小组、全科医生、个案管理员共同制订护理计划，确定老年人有资格获得的服务（如日间医院、居家照护、护理之家等服务）；然后由多学科团队提供经批准的服务，由个案管理员协调服务，以促进社工和医护人员之间的合作，达到整合的目的。老年人在医院住院或在护理之家住院期间，个案管理员也会持续联系老年人并监测病情。

（6）成效：研究表明，在该项目实施的一年间，老年人身体和认知能力的下降得到延缓，入院风险和住院时间均下降，居家照护服务未见额外增加，人均总医疗费用也有所减少。可见该项目对提升健康结果，改善医疗服务利用及实现医疗成本控制有非常积极的作用。

（五）老年整合照护的关键策略

老年整合照护作为应对人口老龄化和慢性病挑战的重要策略之一，是对传统老年照护模式的一种深度变革。基于各国环境及文化背景的不同，老年整合照护模式并无标准答案，在具体国家范围内的干预需要根据当地的情况、价值和偏好来设计和发展所使用的整合策略和模式。许多国家及地区根据其自身特点探索整合照护模式，并取得了一定的成效。总结上述典型模式，成功的老年整合照护体系有以下关键理念、策略和机制。

1. 以家庭、社区为基础　由于制度、系统等宏观层面的整合相对困难，且整合照护服务建立在全民健康覆盖和初级卫生保健运动的基础上，因此以家庭及社区为基础的整合更容易推进，在充分调动各方参与照护的基础上，还能满足老年人群在地老化（ageing in place）、居家养老的愿景，避免资源浪费。具体的实施策略包括：①对社区内的老年人进行风险因素筛查，以便识别出需要照护的老年人；②鼓励老年人及其家庭、照护者和社会力量共同参与提供服务；③统筹多方资源建立社区医养供应网络，以便及时转诊和提供服务。

2. 以人为本，共同参与　整合照护的核心导向是使被照护者受益，从满足老年人的单一照护需求转移到关注老年人的多重照护需求。这也意味着老年人不是被动的照护服务接收者，而是被赋权以保证选择的自由。重视被照护者的自我管理，通过共同创造和协作学习推动整合照护的发展，鼓励老年人群自助、他助。加强老年人的自我管理能力，减少对照护体系的压力。此外，非正式照护人员也是照护人力的关键组成部分，提高照护人员的能力需要采取灵活、适应需求的培训和支持模式，为照护人员提供整合支持。具体策略包括：①鼓励并支持老年人及其家庭、照护者共同参与照护决策及相关政策的制订和服务发展；②加强健康教育，支持老年人的自我管理；③使用数字技术来支持老年人的自我管理；④提供照护人员（正式及非正式）的支持与培训；⑤将以人为中心的结果（如老年人报告的满意度）和照护体验（如老年人报告的照护体验评价）作为照护服务的评价方向。

3. 运用综合性评估工具，制订照护计划　对老年人进行综合、客观的评估，将老年人进行分级，对不同级别的老年人实施不同的精准照护服务。根据标准化评估工作对老年人照护需求的评估结果，开展个性化的健康管理和照护计划，有利于对医疗与养老资源的整合和合理利用，开展“以人为本”的多学科照护服务。具体包括：①运用科学合理的标准化综合评估工具，对老年人医疗、照护、心理、社会等方面的需求进行综合评定；②根据评估结果制订照护计划；③对老年人的照护需求进行跟踪管理，及时调整照护计划。

4. 通过多学科专业团队提供综合服务　为满足老年人群复杂、长期、动态的照护需要，由多学科专业团队提供的复合型服务可促进整合照护过程的连续性。基于证据的共享协议，如最佳做法指南、临床护理路径和决策工具，对于专业间团队的运作至关重要，有助于培养照护团队共同的价值观，并使不同服务提供者或机构的护理质量标准化。具体包括：①多学科专业团队提供多种/复合型服务；②制订个性化的照护计划；③以证据为基础的指南和照护方案；④“以人为本”共同的价值观及目标。

5. 开展个案管理　个案管理是联合不同领域的专业人员为服务对象提供整合服务的过程，即服务的协调与干预。个案管理的负责人称为照护协调员或照护管理师，通常是护士或社会工作者，是整合型多学科团队的中心协调员，是协调“以照护者为中心”护理服务的直接负责人。个案管理成为西方发达国家主要的服务方式。加拿大 PRISMA 项目设置个案管理员制度，由个案管理员负责对被照护者进行全面需求评估，拟定针对性照护计划，并整合可获得的照护资源，联合跨专业团队参与个案照护服务，监测照护服务及再评估。研究显示，个案管理与良好的临床结果、住院时间及功能改善相关。此外，个案管理在老年整合照护体系中具有以下优势：①个案管理作为整合服务方式，能够解决被照护者复杂多重的照护问题，不同于以往只解决被照护者面临的单一问题；②具有整合资源的优势，分散的资源在服务实施的过程中影响效果，只有整合资源才能发挥资源应有的作用；③节约社会成本，资源的整合必然起到节约社会成本的作用。

6. 建立整合型支付体系　整合照护的开展需要将分散在医疗、康复、照护、住房等不同系统中的资金汇集起来，才能维持整合照护成本要求和持续性。同时，通过提供整合专项资金，通过整体打包支付的方式，或者在社区照护、基层医疗卫生体系和急性医疗体系之间合理分配资金，同时加强对资金使用的监督和管理，能够增强财政诱因，促使服务提供体系以更加整合、高效的方式提供服务。因此，筹资支付体系的关键是通过多元化的筹资渠道，充分调动社会资源，并依据被照护者的个体需要及资源转型，逐渐完成从传统“按项目付费”向“以价值付费”“按人头付费”等支付方式的转变，促进各方共同肩负资金管理的责任。

7. 充分运用信息化技术　由于机构、专业及部门化的分割运行容易产生“信息孤岛”，不同机构、专业和部门之间缺乏沟通，还会导致照护服务供需不对称。因此，许多研究都强调共享电子病历、大数据等信息技术在整合照护中的重要性。信息技术的应用有助于保证老年人及其照护者的知情权，并回馈对照护服务的评价，从而为老年人及其照护者赋权。对于服务提供者而言，有助于整合不同背景的服务者，提供整合服务；在宏观层面，有助于信息采集而更好地制订照护服务计划。信息技术体系的整合即基于医疗信息技术及远程通信科技，构建老年整合照护供需数据库，涵盖被照护者的健康状况、支付方式、需求评估及服务利用情况等信息，并进行动态管理，形成信息共享机制。

综上所述，老年整合照护体系是围绕老年人群的多重健康需要，实现预防保健、医疗、护理、康复、生活照护、社会支持、健康教育等多种照护服务的可及性、连续性、协调性和个性化，使照护服务的提供更加“以人为中心”。在实践层面，其实施过程强调以家庭、社区为基础，充分调动社区各类照护资源，通过综合评估确定照护对象的需求和制订照护计划，基于多学科团队提供服务并实施个案管理，建立有助于整合的支付体系并充分运用信息技术促进数据共享（图 1-5）。

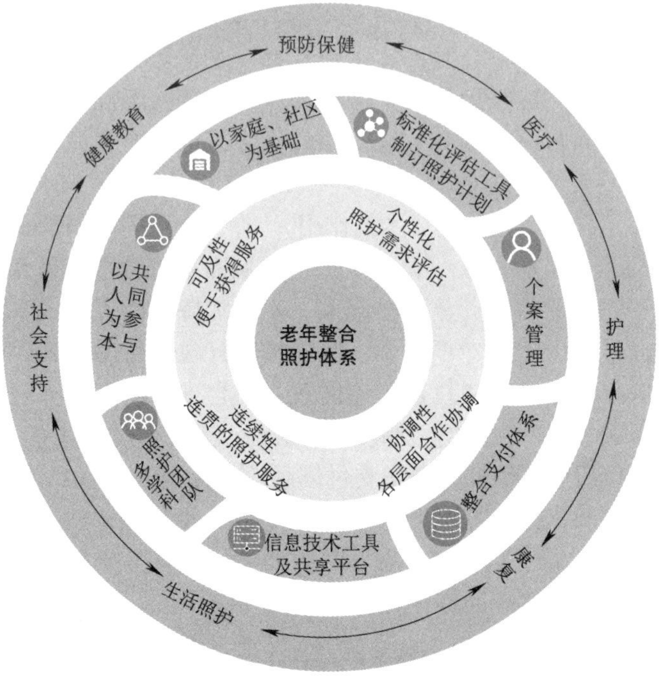

图 1-5　老年整合照护体系的框架

参 考 文 献

[1] UNITED NATIONS. World population ageing 2019 [R]. 2019.

[2] WHO. World report on ageing and health [R]. Geneva：WHO,2015.

[3] 中华人民共和国国家统计局:第七次全国人口普查公报(第五号). 2021 年 5 月 11 日 . http://www. stats. gov. cn/tjsj/tjgb/rkpcgb/qgrkpcgb/202106/t20210628_1818824. html.

[4] ARMITAGE G D, SUTER E, OELKE N D, et al. Health systems integration：state of the evidence [J]. Internatinal Journal of Integrated Care,2009,9:e82.

[5] KODNER D L, SPREEUWENBERG C. Integrated care：meaning, logic, applications, and implications：a discussion paper [J]. International Journal of Integrated Care,2002,2:e12.

[6] S SHAW R ROSEN, B RUMBOLD. An overview of integrated care in the NHS: What is integrated care? [C]. Nuffield Trust, 2011. https://www.nuffieldtrust.org.uk/research/what-is-integrated-care (Accessed 2021-4-16).

[7] LEATT P G, PINKINK H, GUERRIERE M. Towards a Canadian Model of Integrated Healthcare[J]. Healthcare Papers, 2000, 1(2):13-35.

[8] WHO. WHO global strategy on people-centred and integrated health services: Interim Report [R]. Geneva: WHO, 2015.

[9] LEUTZ W N. Five laws for integrating medical and social services: lessons from the United States and the United Kingdom [J]. Milbank Q, 1999, 77(1): 77.

[10] 王懿范. Integration 医疗与长照整合 [M]. 台湾: 五南出版社, 2016.

[11] GRÖNE O F, GARCIA-BARBERO M. Integrated care: a position paper of the WHO European office for integrated health care services [J]. International Journal of Integrated Care, 2001, 1: e21.

[12] CURRY N, HAM C. Clinical and service integration: the route to improved outcomes [C]. The King's Fund, 2010.

[13] LEWIS R, ROSEN R, GOODWIN N, et al. Where Next for integrated care organisations in the English NHS? [C]. The Kings Fund/The Nuffield Trust, 2009.

[14] NOLTE E, PITCHFORTH E. Policy summaryⅡ: what is the evidence on the economic impacts of integrated care? [C]. Geneva: World Health Organization, 2014.

[15] 雷鹏. 发达国家老年照护体系整合模式研究进展及启示[J]. 卫生软科学, 2019, 33(9):92-97.

[16] REED J, COOK G, CHILDS S, et al. A literature review to explore integrated care for older people [J]. International Journal of Integrated Care, 2005, 5:e17.

[17] WHO. WHO guidelines on integrated care for older people (ICOPE) [S]. 2017.

[18] WHO. Global consultation on integrated care for older people (ICOPE)-the path to universal health coverage: report of consultation meeting 23-25 October 2017 in Berlin, Germany [R]. Geneva: WHO, 2018.

[19] HÉBERT R, VEIL A, RAÎCHE M, et al. Evaluation of the implementation of PRISMA, a coordination-type integrated service delivery system for frail older people in québec[J]. Journal of Integrated Care, 2008, 16(6):4-14.

[20] PERKINS D, OWEN A, CROMWELL D, et al. The Illawarra coordinated

care trial: better outcomes with existing resources? [J] Australian Health Review, 2001,24(2):172-178.

[21] LANDI F, ONDER G, RUSSO A, et al. A new model of integrated home care for the elderly: impact on hospital use[J]. Journal of Clinical Epidemiology, 2001,54(9):968-970.

[22] HOLLANDER MJ, CHAPPELL NL. A comparative analysis of costs to government for home care and long-term residential care services, standardized for client care needs[J]. Canadian Journal on Aging/La Revue canadienne du vieillissement, 2007,26(S1):149-161.

[23] GRILZ-WOLF M, STRÜMPEL C, LEICHSENRING K, et al. Providing integrated health and social care for older persons: a European overview of issues at stake [M]. Vienna, Austria: Igitur Publishing and Archiving Services, 2004.

[24] MATSUSHIGE T, TSUISUI T, OTAGA M. "Mutual aid" beyond formal institutions: Integrated home care in Japan [J]. Current Sociology, 2012, 60:538-550.

[25] TSUTSUI T. Challenges and opportunities in the development of the community-based integrated care system in Japan: significance of social capital within community-based integrated care system[J]. Journal of the National Institute of Public Health, 2012, 61(2):96-103.

[26] 胡宏伟,王恩见,张楚,等. 老年整合照料理念与实践:西方经验与政策启示 [J]. 西北大学学报(哲学社会科学版),2017,47(4): 86-96.

[27] SANG, BOB. A citizen-led coalition for integrated care [J]. Journal of Integrated Care, 2007, 15(3): 44-52.

[28] 刘宇,张素,陈鹏,等. interRAI 家庭照护评估工具在社区居家老年人综合评估与照护需求分析中的初步应用 [J]. 中国护理管理, 2016, 16(11): 1448-1452.

[29] HIRTH V, BASKINS J, DEVER-BUMBA M. Program of all-inclusive care (PACE): past, present, and future [J]. Journal of the American Medical Directors Association, 2009, 10(3): 155-160.

[30] THREAPLETON D E, CHUNG R Y, WONG S Y S, et al. Integrated care for older populations and its implementation facilitators and barriers: a rapid scoping review [J]. Int J Qual Health Care, 2017, 29(3): 327-734.

[31] POLANCO N T, ZABALEGUI I B, IRAZUSTA I P, et al. Building integrated

care systems: a case study of Bidasoa Integrated Health Organisation [J]. Int J Integr Care,2015,15:e026.

[32] 王妮妮. 个案管理在失能老人居家照护服务中的应用研究:以南京市 X 社区失能老人为例 [D]. 南京:南京农业大学,2017.

[33] 赵坤鹏. 发达国家和地区社区居家整合照护模式之探索与启示 [J]. 老龄科学研究,2018,6(7): 33-45.

[34] LOW L F,YAP M,BRODATY H. A systematic review of different models of home and community care services for older persons [J]. BMC Health Serv Res, 2011,11:93.

[35] 周湘斌. 个案管理服务:适合于社区矫正的社会服务方式 [J]. 北京政法职业学院学报,2006,47(3): 11-16.

[36] MUI,ADA C. The Program of all-inclusive care for the elderly (PACE): an innovative long-term care model in the United States [J]. Journal of Aging & Social Policy,2002,13(2-3):53-67.

[37] TOUSIGNANT M. Application of a case-mix classification based on the functional autonomy of the residents for funding long-term care facilities [J]. Age & Ageing,2003,32(1): 60-66.

[38] BODENHEIMER T. Coordinating care: a perilous journey through the health care system [J]. New England Journal of Medicine, 2008, 358 (10): 1064-1071.

[39] KODNER DL. Whole-system approaches to health and social care partnerships for the frail elderly: an exploration of North American models and lessons [J]. Health Soc Care Community,2006,14(5):384-390.

[40] 徐进,刘晓云,孟庆跃. 美国退伍军人医疗服务系统改革经验与启示 [C]. 清华医疗管理国际学术会议,2011.

[41] PERLIN J,KOLODNER R,ROSWELL R. The veterans health administration: quality, value, accountability, and information as transforming strategies for patient-centered care [J]. American Journal of Managed Care,2004,10(11): 828-836.

[42] Hébert R, Veil A, Raîche M, et al. Evaluation of the implementation of PRISMA, a coordination-type integrated service delivery system for frail older people in québec[J]. Journal of Integrated Care,2008,16(6):4-14.

第二章 老年照护评估工具的发展

一、老年综合评估的重要性

我国养老照护由传统护理模式向整合照护模式转变的趋势已逐渐清晰。如何科学、准确地评估老年人的健康服务需求，并从整体上满足老年人的需求成为整合照护发展进程中的挑战之一。

众所周知，老年病是由多种疾病或原因导致的相同临床表现的综合征，不能确定发病部位，也无法用一个传统的病名概括，需要多方面评估和整合性照护才能真正解决老年人的健康问题。此外，社会支持、环境健康、医疗不连续等多层面的问题也往往被传统医学模式忽视，却是影响老年人功能、健康状态和生活质量的重要因素。因此，照护老年人这一特殊群体，需要在综合评估的基础上，以老年人的实际照顾需求为出发点，为其提供医疗、护理、照顾、康复、家政等整合性的照护服务。

科学评估是为老年人提供照护服务的基础。老年综合评估不同于传统的医学评估，是依据生物-心理-社会-环境的现代医学模式，对老年人做出健康状况和患病情况的综合评价，主要包括老年人的一般医疗状况、躯体功能、精神心理、社会经济、所处环境和生活质量等。同时，老年综合评估还包含评估后的干预处理，通过“评估-干预-评估-再干预”的螺旋体系提高老年照护的水平和效率。基于有效全面的综合评估结果，照护者才能针对评估结果为老年人制订科学、合理和有效的预防、保健、护理、治疗和康复措施，促进老年人各种功能状态的改善，以使老年人得到全面、可长期使用的医疗照护服务，从而帮助提高老年人的生命质量和延长健康期望寿命。

二、老年常见问题及评估内容

老年医学和长期照护所针对的老年问题各有侧重。一般来说，老年医学中的老年病除包括严重疾病，如急危重症、疾病晚期、重度阿尔茨海默病外，还包括多种老年综合征，如跌倒和步态异常，各种记忆、认知障碍（痴呆）和谵妄，直立性低血压，吞咽困难和语言障碍，尿失禁和尿潴留，便秘，慢性疼痛及运动功能减退。另外，还进行生前预嘱和临终关怀等内容。

相对于专注于疾病评估及各种慢性病管理的老年医学，涵盖疾病状况及心理健康、社会功能、环境健康等问题的长期照护更具有优势（表 2-1）。长期照护中针对老年人的综合评估则突破专科、专病界限，以人为核心，从疾病、体能、认知、心理和社会等多层面对老年人进行全面评估。主要内容包括全面的疾病评估、躯体功能评估、精神心理评估、社会功能评估、环境评估及常见老年综合征评估等。

表 2-1　老年医学与长期照护的比较

项目	老年医学	长期照护
医疗模式	以疾病为中心	以患者（人）为中心
评估内容	疾病	医疗、功能、心理、社会
评估手段	高新尖仪器	综合评估工具
评估重点	诊疗	功能、生活质量

全面的疾病评估与传统的内科诊治不同，老年综合评估除评估老年人常见慢性病（如糖尿病、高血压、冠心病等），同时更注重筛查老年问题，如营养不良、记忆障碍、骨质疏松、疼痛和尿便失禁等，因这些问题通常被认为是正常生理衰老现象，从而未得到早期的治疗及干预。

躯体功能评估除主要评估日常生活活动能力（activities of daily living，ADL）和工具性日常生活活动能力（instrumental activities of daily living，IADL）外，还包括平衡与步态、营养状况、视力、听力等。

精神心理评估主要评估认知功能和情绪状态等。认知功能障碍的通用筛查工具包括简易精神状态评估量表（mini-mental state examination，MMSE）等；情绪状态评估主要评估焦虑及抑郁等。

社会功能评估主要评估老年人的社会适应能力、社会服务的利用、经济状况、角色等。

环境评估主要评估老年人生活的物理、社会、精神及文化环境等，老年人的居家安全是物理环境评估的重点。

三、老年综合评估工具简介

老年综合评估工具在我国的发展和应用正在经历从第一代、第二代向第三代的转变。第一代评估工具多以单一量表为主。第二代评估工具为评估老年人综合健康的多维度工具，普遍具有躯体功能、医疗健康、精神心理、社会经济、环境、生活质量等维度，但仅限于长期照护使用，无法与医疗机构对接。第三代评估工具则扩展到多照护机构的兼容，考虑老年人在不同照护场所间转诊，数据可通用、传递，解决信息连续性。

（一）第一代评估工具

国内外第一代评估工具多以单一能力测量为主，如以巴塞尔（Barthel）指数量表和劳顿（Lawton）IADL量表为代表性的日常生活活动能力工具，对老年人进行认知功能评估的通用筛查工具主要是MMSE。这几个量表在国内外早期评估中被广泛应用。虽然第一代工具涉及问题指向性很强，但反映能力特征单一性，不能满足对能力多维评估的需要。

1. 日常生活活动能力量表　日常生活活动能力评估多采用1965年美国物理治疗师巴塞尔等研制的巴塞尔指数量表。该量表评定简单、可信度高、灵敏度高，临床应用最广、研究最多。主要评估日常生活中最基本的10项必要活动的能力，自理活动包括进食、梳洗、洗澡、如厕和穿衣，功能性活动包括翻身、转移、行走、驱动轮椅和上下楼梯。根据是否需要帮助及其需要帮助的程度分为0、5、10、15四个等级，得分0~100分。得分越高，表明在日常生活活动中独立性越强。

2. 工具性日常生活活动能力量表　于1969年由劳顿等制定，在国际上应用较广泛，发展较完善。该量表评估了日常生活中8项维持人在家庭和社区中独立生活所需具备的关键技能，包括使用电话、购物、做饭、洗衣、使用交通工具、服药、理财，各条目根据自理程度分为0或1分，总分为各条目得分之和。分数越高，表示工具性日常生活活动能力越好。

3. 简易精神状态评价量表　是评估老年人认知状况最常用、最普及的认知筛查量表。该量表主要评估老年人的时间定向、地点定向、注意力、记忆力、语言和视觉空间技能等共11个条目，最高分为30分。根据文化水平不同，其认知障碍判断也不同。一般来说，文盲<19分，小学<22分，中学及以上<26分，判定为认知障碍。

（二）第二代评估工具

第二代评估工具为评估老年人综合健康的多维度工具，普遍具有躯体功能、医疗健康、精神心理、社会经济、环境、生活质量等维度，包括民政部 2013 年《老年人能力评估标准》、2021 年国家医保局联合民政部印发的《长期护理失能等级评估标准（试行）》、2013 年《上海市老年照护统一需求评估标准》及 2018 年青岛市长期照护需求等级评估表。虽然相比于第一代评估工具，第二代评估工具的评估内容趋向多维度综合评估发展，但仍以自理能力评估为主，并且普遍采用不同功能或健康问题的现成工具简单叠加和组合，照护服务内容与指标评价脱节，也不能作为不同照护机构之间的转介标准。

1. 民政部《老年人能力评估标准》 于 2013 年出台，包括日常生活活动、精神状态、感知觉与沟通和社会参与 4 个维度，共 22 个条目。①日常生活活动能力：采用巴塞尔指数量表进行评估，共 10 个条目；②精神状态：包括认知功能、攻击行为、抑郁症状 3 个条目；③感知觉与沟通：包括意识水平、视力、听力、沟通交流 4 个条目；④社会参与：包括生活能力、工作能力、时间/空间定向、人物定向、社会交往能力 5 个条目。该标准存在一些不足，主要评估老年人的日常生活活动能力和认知能力，却不涉及疾病、用药等医疗方面的治疗和照护情况。因此，在提供长期照护服务时使用该标准，会在一定程度上造成只关注日常生活照护服务而忽略医疗服务的情况。

2. 国家医保局、民政部《长期护理失能等级评估标准（试行）》 2021 年 8 月，为稳步推进长期护理保险制度试点，协同促进养老服务体系建设，国家医保局联合民政部办公厅印发了《关于印发〈长期护理失能等级评估标准（试行）〉的通知》。该评估标准主要对评估指标、评估实施和评估结果判定做了规定。评估量表由日常生活活动能力、认知能力、感知觉与沟通能力共 3 个维度、17 个条目组成。①日常生活活动能力：包括进食、穿衣、面部与口腔清洁、大便控制、小便控制、用厕、平地行走、床椅转移、上下楼、洗澡 10 个条目；②认知能力：包括时间定向、人物定向、空间定向、记忆力 4 个条目；③感知觉与沟通能力：包括视力、听力、沟通能力 3 个条目。该标准在 2013 年民政部《老年人能力评估标准》的基础上，主要做了一些条目的修改和删减。因此，同样存在重点关注日常生活照护服务，却对医疗、康复、护理等专业服务的需求评估不足的情况。

3.《上海市老年照护统一需求评估标准》 2013年，我国上海相关部门制定了上海市老年照护需求评估体系整合方案，采用《上海市老年照护统一需求评估标准》对老年人进行评估，作为安排老年人不同的养老方式和长期照护保险支付的依据。该调查表共2个维度、29个条目，包括：①自理能力19个条目，分为3个部分，第一部分为日常生活活动能力，分为13个条目；第二部分为工具性日常生活活动能力，分为2个条目；第三部分为认知能力，分为4个条目。各条目评分从“完全不需要帮助”到“完全依赖”分为5~6级。②疾病轻重：老年人群患病率比较高的10种疾病，包括慢性阻塞性肺疾病、肺炎、帕金森病、糖尿病、脑出血、高血压、晚期肿瘤、冠心病、脑梗死、下肢骨折，每种疾病分为疾病症状、体征、辅助检查、并发症4个分项，分别占权重30%、30%、30%、10%，各分项加和为该疾病得分。市级老年照护统一需求评估综合信息管理系统出具评估结果，由2个维度得分确定照护等级。上海市的评估标准是目前国内比较全面的评估标准，但仍然以自理能力评估为主，还不能转化为服务内容和服务时间，也不能作为不同照护机构之间的转介标准。

4. 青岛市长期照护需求等级评估表 自我国青岛市开展长期照护保险试点以来，青岛市人力资源和社会保障局于2018年发布了青岛市长期照护需求等级评估表，包括健康状况和能力评估2个方面，健康状况包括4个维度：①疾病状况24个条目；②特殊医疗护理需求8个条目；③近30天意外事件4个条目；④营养状况4个条目。能力评估采用民政部《老年人能力评估标准》共4个维度、22个条目。该工具最终仅以能力评估划分失能等级，即0级（能力完好）、一级（轻度失能）、二级（中度失能1）、三级（中度失能2）、四级（重度失能1）、五级（重度失能2）。由于该工具主要使用民政部行业标准，在全国养老机构广泛应用，但不完全适用于社区老年人，对于老年人的失智、社会参与、社区活动等能力考察指标几乎为零。

（三）第三代评估工具

目前，我国开始探索使用的跨体系评估工具主要有国际居民评估工具（int-ernational resident assessment instrument，InterRAI）、老年综合评估（compreh-ensive geriatric assessment，CGA）、连续性记录与评估工具（continuity assessment record and evaluation，CARE）等。

1. InterRAI 1987年美国《综合预算调整法案》规定，获得医疗保险和医疗救助认证的养老机构需要采用标准、综合工具对所有入住老年人进行评估。InterRAI 起源于 1987 年美国对接受护理之家服务的老年人进行评估而研发的最小数据集。自 1990 年以来，研究者对于不同人群和不同照护机构开发出 17 套不同版本的 InterRAI，如家庭照护评估工具、长期照护机构评估工具、急性期照护评估工具等。工具之间具有相似性，临床概念和评估语言一致，具有共同评估指标和标尺，核心评估项目可以共用。

InterRAI 共有 18 个维度、168 个条目，包括：身份识别信息 18 个条目，听力、语言和视力 8 个条目，认知行为 12 个条目，情绪 6 个条目，行为 9 个条目，日常习惯和活动偏好 6 个条目，功能状态 7 个条目，膀胱和肠道 6 个条目，疾病活动包含 49 种疾病诊断，健康状况 16 个条目，吞咽和营养状况 5 个条目，口腔状况 1 个条目，皮肤状况 11 个条目，药物 2 个条目，特殊治疗及程序 7 个条目，身体约束 1 个条目，评估及目标制定参与 3 个条目，医疗保险的治疗补充 1 个条目。各条目评价打破传统量表界限，无特定规律，并非所有条目均需要评估。评估结果与临床照护指南联系，推送个性化照护方案，通过资源利用分组（resource utilization groups，RUGs）测算照护强度，不同 RUGs 分组代表不同照护需求，给予不同金额支付。

众多学者对 InterRAI 评估的信度和效度进行了大量的研究，这些成果均证实了 InterRAI 评估的可靠性。在已经使用 InterRAI 作为评估工具的地区，政策制定者基于可靠的 InterRAI 评估数据制定相关服务的发展策略。InterRAI 自从被引进中国以来，已经有相关研究对其在住院、居家老年人群中进行了检验，证实其具有一定的适用性。但既往由于 InterRAI 工具系统的评估条目众多、评估耗时长、评估需要专业团队共同完成等问题，限制了 InterRAI 的一系列评估工具在发展中国家包括中国的应用。此外，InterRAI 还存在版权限制，除使用该评估工具需要付费外，评估资料及结果需上传到国外的数据平台，这些均导致其操作性和实用性受到极大挑战。

2. CGA　CGA 在 1930 年由英国伦敦医院医生率先提出，最早于 1975 年由美国杜克大学老年与人类发展研究中心创立，美国国家健康研究院于 1987 年组织相关专家共同制定了 CGA，并作为一种老年医学的新技术推广。随着量表的不断修订与完善，CGA 已成为评估衰弱老年人整体健康的一种实用方法。

CGA 是多维度评估，主要包括 7 个方面。①一般医学评估：即常规的疾病诊断过程，包括采集病史、体格检查和各种电生理学检查、实验室检查及影像学检查等；②老年躯体功能评估：包括日常生活活动能力、营养状况、平衡与步态、运动功能、感觉功能、皮肤危险因子和吞咽功能等；③精神心理评估：包括老年认知功能、言语功能、情绪情感、心理障碍等，有效筛查认知功能障碍的工具有画钟试验和 MMSE 等；④社会与经济评估：包括老年社会支持系统、角色和角色适应、社会服务的利用、文化、经济状况、医疗保险、人际关系、照顾人员、社会心理问题等；⑤环境健康评估：包括老年居住环境、社会环境、精神环境和文化环境等；⑥老年生活质量评估；⑦常见老年综合征等。根据服务对象的来源，可将 CGA 分为 3 类，包括医院、养老院和社区居家评估。医院评估侧重于入院原因（急性病）和出院时社会环境；养老院评估侧重于营养状态、自理能力、移动/平衡能力；社区居家评估则侧重于环境因素、功能状态和社交方面。根据 2017 年《中国老年综合评估技术应用专家共识》，CGA 的实施建议由具备老年综合评估技术开展资质的专职人员或老年科特有的多学科团队成员如老年科医生、临床营养师、康复治疗师、临床药师、护士、精神科医生等进行。同时，CGA 多针对患有多种慢性病或老年综合征并伴有不同程度功能损害的衰弱老年人，但对于患有严重疾病如急危重症、疾病晚期、重度阿尔茨海默病、日常生活活动能力完全依赖者、健康和相对健康的老年人一般不使用该评估。

目前国内对 CGA 量表研究较少，使用的评估量表多为国外工具的汉化版，在具体的应用中存在诸多困难：①CGA 工具构成相对复杂，完成 1 例老年人的综合评估需要 40 ~ 60 分钟，需要大量的时间和人力来进行评估，不利于推广应用；②CGA 需要有多学科专业人员组成的团队来实施，包括医生、护士、营养师、心理咨询师、社工等，即便是医疗机构，组织这样一支多学科团队实施 CGA 尚比较困难，更何况养老服务的其他领域。因此，虽然 CGA 对全面评估老年人的整体状况有很高价值，但由于 CGA 评估内容较为复杂、条目较多、涉及多学科评估中的合作、对评估团队要求高、评估耗时长等原因，导致其实用性受到一定影响。

3. CARE　是由 2005 年美国众议院在修订《赤字削减法案》时提出，由美国医疗保险和医疗补助服务中心（Centers for Medicare and Medicaid Services，CMS）主持开发的一套统一标准化综合评估工具，可以对患者从急性期到急性后期及长期照护期进行连续一致的评估和记录。CARE 整合了美国多套急性后期服务评估工具，包括住院康复机构（inpatient rehabilitation facility，IRF）的患者康复评估工具（patient assessment instrument，PAI）、长期照护医院（long term care hospital，LTCH）的连续性记录与评估条目集（Continuity Assessment Record and Evaluation Data Set，CAREDS）、专业护理机构（skilled nursing facility，SNF）的最小数据集（MDS，后发展为 InterRAI）、居家照护机构（home health agency，HHA）的结局与评估数据集（outcome and assessment information set，OASIS）这 4 种发展成熟且应用较完善的评估工具（图 2-1）。美国希望通过这一套统一标准化的综合评估工具的使用，加强医院、养老机构、社区等不同医疗照护机构之间信息的整合，提高照护服务的质量，促进以人为中心的医疗照护服务体系的建立。

2012 年美国对 CARE 再次进行调整和完善。目前 CARE 分为机构入院、居家照护、出院和死亡 4 个版本。4 个版本共同的评估内容包括基本资料和目前医疗信息：机构入院、居家照护和出院 3 个版本共同的评估内容有认知状态、情绪和疼痛、生理功能受损、功能状态和整体照护计划/预立医疗照护计划。机构入院和居家照护都包含入院（或入案）信息，居家照护版比机构入院版增加了“老年人照护情况”的相关内容，出院版本中包括出院状态的相关信息。不同版本相同模块同一概念下的条目内容都相同。目前国内引进的中文版 CARE 是综合所有版本评估内容后形成的整体条目集，因此在后期使用过程中仍然可以分成用于不同评估场所的 4 个量表。

综合形成的中文版 CARE 共 8 个部分，161 个条目，包括：基本资料 11 个条目，入院/收案信息 22 个条目，医疗信息 13 个条目（包括疾病、用药等），认知、情绪和疼痛 31 个条目（包括认知、谵妄、行为、抑郁、疼痛等），生理功能受损 30 个条目（包括排泄、吞咽、皮肤、沟通交流、视力、听力、负重、握力、呼吸等），功能状态 34 个条目（包括耐力、日常生活活动能力、移动能力、工具性日常生活活动能力等），整体照护计划/预立医疗照护计划 3 个条目，出院/结案信息 17 个条目。所有的条目可以分为主观评定性条目和客观信息性条目，其中基本资料、入院（入案）信息和目前医疗信息等部分的评估内容属于客观信息性条目，而认知状态、情绪和疼痛、生理功能受损和功能状态等的评估内容属于主观评定性条目。CARE 的评估内容比较综合全面，能够充分反映老年人的照护需求。

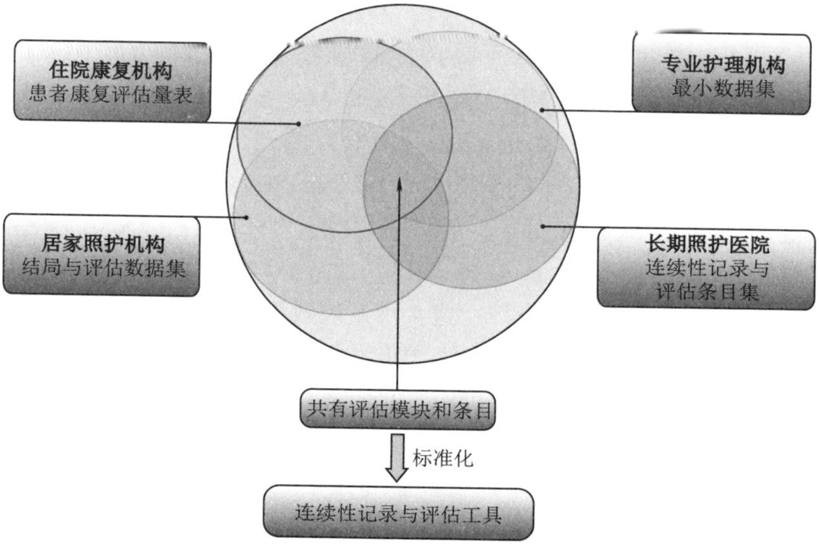

图 2-1　美国连续性记录与评估工具的开发

CARE 初步建立后，美国进行了全国超过 2.5 万人的大规模测试，测试结果均显示 CARE 量表具有较好的信效度。2014 年，美国国会通过了《改善急性后期医疗服务改革法案》；2018 年，联邦政府依法全国启用 CARE 为统一标准化综合评估工具，并且开发和应用信息系统，整合并衔接整个医疗照护服务体系。目前中文版 CARE 的相关研究已经起步。2015 年中国台湾康复医学会使用 CARE 对脑卒中急性后期患者进行评估，测试结果证实了 CARE 的高信效度。有学者使用中文版 CARE 对住院和护理机构老年人进行信效度研究，结果显示 CARE 简单易用，具有良好的信效度。同时，CARE 还具有无版权限制的优势。美国 CMS 在开发 CARE 时就明确表示，为了推广 CARE 在全球范围内的使用，促进评估工具统一标准化，CARE 的使用不需授权和购买。此外，CARE 的优势还有专业复杂度低，内容虽多，但并不复杂；经过统一培训后，评估方便可行；医生、护士、治疗师都可以完成，便于推广，方便易用。

四、结论与讨论

老年人通常涉及躯体、功能、心理和社会等多层面的问题，这些易被传统医学模式忽视，却是影响老年人功能、健康状态和生活质量的重要因素。

因此，需要一套更全面、综合的评估工具对老年人进行评估，以了解老年人的整体情况，并基于科学的评估结果为老年人提供全面的、连续的、可长期使用的整合照护服务，最终提高老年人的生活质量。

老年综合评估工具在我国的发展和应用正在经历从第一代、第二代向第三代的转变。第一代评估工具多以单一量表为主，第二代评估工具为评估老年人综合健康的多维度工具，第三代评估工具则扩展到多照护机构的兼容，考虑老年人在不同照护场所间转诊，数据可通用、传递，实现信息连续性。因此，第三代综合评估工具对老年病急性期的诊治、急性后期和亚急性期的中期照护、长期照护、临终关怀与社区慢性病防控等都具有重要的指导作用和临床应用价值。

目前我国正在探索第三代跨体系的评估工具，如 InterRAI、CGA、CARE 等。虽然这三类综合评估工具均对全面评估老年人整体状况有很高价值，但由于 InterRAI 的版权限制问题，CGA 需要专业性的多学科团队联合使用、评估复杂度大等原因，导致这两类评估工具的实用性和可推广性受到一定影响。而 CARE 作为一种整合性的跨机构评估工具，具有无版权限制、专业复杂度低的优势，更便于在我国医疗照护机构中进行推广。因此，建议卫生行政部门支持和规范 CARE 的开发，并通过大量循证医学证据制定符合我国国情的标准化 CARE，广泛应用于医院、社区和养老机构老年人的评估中是未来整合照护模式主要的发展方向之一。

参考文献

[1] LE SAUX O, FALANDRY C, GAN H K, et al. Changes in the use of Comprehensive Geriatric Assessment in clinical trials for older patients with cancer over time[J]. The Oncologist, 2019, 24(8): 1089-1094.

[2] CHADBORN N H, GOODMAN C, ZUBAIR M, et al. The role of Comprehensive Geriatric Assessment in healthcare of older people in UK care homes: realist review[J]. BMJ Open, 2019, 9(4): e26921.

[3] MAHONEY F I, BARTHEL D W. Functional evaluation: the barthel index: a simple index of independence useful in scoring improvement in the rehabilitation of the chronically ill[J]. Maryland State Medical Journal, 1965, 1(14): 56-61.

[4] VERGARA I, BILBAO A, ORIVE M, et al. Validation of the spanish version of the lawton IADL scale for its application in elderly people[J]. Health and Quality of Life Outcomes,2012,10(1):130-139.

[5] FOLSTEIN M F, FOLSTEIN S E, MCHUGH P R. "Mini-mental state": a practical method for grading the cognitive state of patients for the clinician [J]. Jounial of Psychiatric Research,1978,12(3):189-198.

[6] 中华人民共和国民政部. 老年人能力评估行业标准[S]. 北京:全国社会福利服务标准化技术委员会,2013.

[7] 国家医保局,民政部. 关于印发《长期护理失能等级评估标准(试行)》的通知[EB/OL]. (2021-07-16)[2021-11-06]. http://www.gov.cn/zhengce/zhengceku/2021-08/06/content_5629937.html.

[8] 上海市人民政府办公厅. 关于印发全面推进老年照护统一需求评估体系建设意见的通知[EB/OL]. (2016-12-29)[2020-07-08]. http://www.shanghai.gov.cn/nw2/nw2314/nw2319/nw12344/u26aw51019.html.

[9] 青岛市民政局. 关于印发《青岛市老年人照护需求评估规范》行业标准的通知[EB/OL]. (2016-12-20)[2020-07-08]. http://www.qingdao.gov.cn/n172/n24624151n24625835n24625849n24625863/161220104024316343.html.

[10] HOGEVEEN S E, CHEN J, HIRDES J P. Evaluation of data quality of inter RAI assessments in home and community care[J]. BMC Medical Informatics & Decision Making,2017,17(1):150-159.

[11] CHAN C L F, LAI C K Y, CHI I. Initial validation of the Chinese inter RAI mental health in people with psychiatric illness[J]. International Journal of Psychiatry in Clinical Practice,2014,18(3):182-189.

[12] 刘宇,张素,陈鹏,等. interRAI家庭照护评估工具在社区居家老年人综合评估与照护需求分析中的初步应用[J]. 中国护理管理,2016,16(11):1448-1452.

[13] 宋岳涛. 老年综合评估[M]. 北京:中国协和医科大学出版社,2012.

[14] 陈旭娇,严静,王建业,等. 老年综合评估技术应用中国专家共识[J]. 中华老年医学杂志,2017,36(5):471-477.

[15] 胡琳琳,王懿范,支梦佳,等. 美国连续性记录与评估工具的开发应用及对我国的启示[J]. 中华现代护理杂志,2018,24(30):3714-3717.

国际篇

第三章 美国老年整合照护体系

美国老年人卫生服务的关键政策实施始于1965年7月30日，林登·约翰逊（Lyndon B Johnson）总统签署建立了3项法案：《医疗保险法案》《医疗补助法案》《美国老年人法案》。50多年来，这些政策一直在维护数百万美国家庭的健康福祉，并维护国家的经济安全。随着老年人数量及慢性病患病率的升高，服务范围及种类更趋专业化、特殊化及多元化，服务重心由急性医疗延伸至急性后及长期护理和社区照顾。2001年，美国医学研究所（Institute of Medicine，IOM）指出，美国传统按服务量付费的政策造成了资源浪费、质效不佳和民众满意度低，提出全面改革的6个目标：安全、有效、以患者为中心、及时性、高效性及公平性。科德纳（Kodner）等在2002年提出以人为中心的“整合”概念：设计建立整套包含财源、行政、组织、服务输送与临床层面完整的服务方法与模式，以创造组织内外的联系、结盟与合作。1983—2010年，美国政府启动了一系列的政策改革，以人为本、基于价值的观念逐渐取代按服务或按人付费的方法，也促进了医疗及照护服务体系的分级及整合。2010年3月奥巴马总统签署了《平价医疗法案》（Affordable Care Act），由联邦政府成立专责机构积极协调医疗保险（Medicare）及医疗补助（Medicaid）政策，通过示范，进一步推展医疗与长期照护的整合。2020年新型冠状病毒肺炎疫情引发的危机促使美国医疗体系使用科技数据及虚拟远程医疗，进一步整合了医疗、公共卫生、长期照护及社区服务的架构及功能的协调。

感谢美国蓝十字蓝盾健康保险协会亚当·迈尔斯（Adam Myers）医生和克利夫兰诊所阿德希尔·哈什米（Ardeshir Hashmi）医生对本章内容撰写提供的指导。

一、美国人口及老龄化概况

美国于1942年进入老龄化社会，2017年美国65岁及以上人口数量达5090万，占总人口的15.6%，预计到2060年将达到9470万（图3-1）。美国人口迅速老龄化，预计到2050年，年龄在65岁以上的老年人将占美国总人口的20%。美国人口普查局估算85岁以上的人口将快速增长，到2050年占总人口的4%。65岁以上老年人的失能率为35%，占美国失能总人数的41.4%（图3-2）。

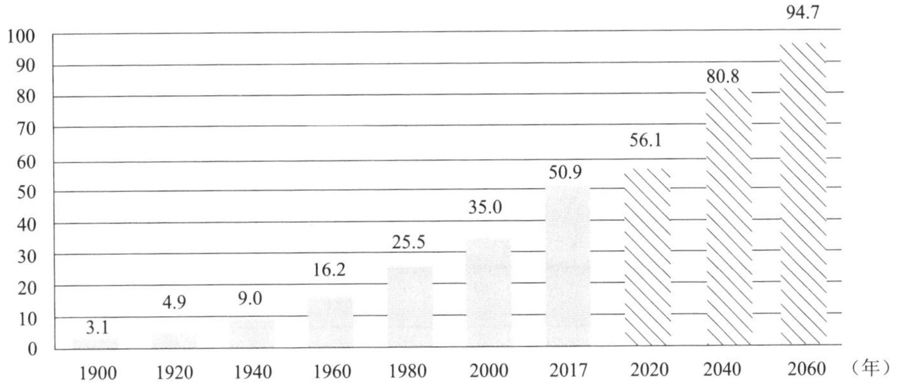

图3-1 65岁及以上人口数量预测图（单位：百万）

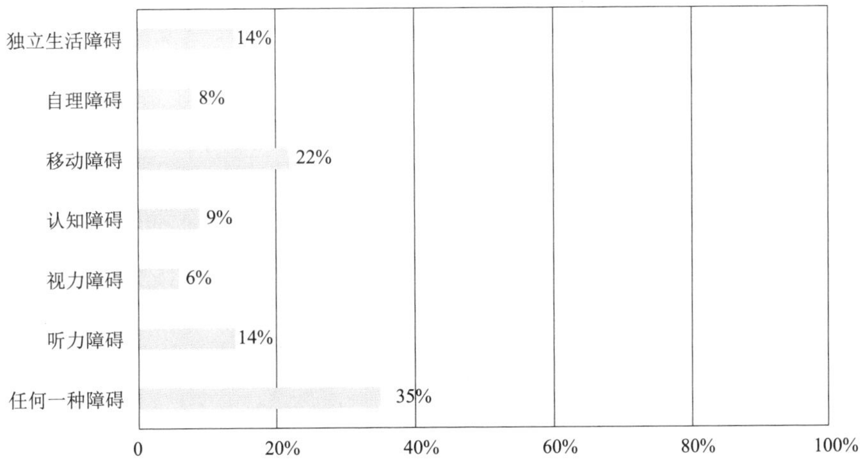

图3-2 65岁及以上人口失能类型（单位：百万）

（资料来源：U. S. Census Bureau，American Communiry Survey.）

二、 美国老年人医疗及长期照顾的政策框架

自 1965 年起，美国针对老年人照护先后出台了一系列的政策，包括《医疗保险法案》《医疗补助法案》《美国老年人法案》及支持政策，如《紧急医疗和劳动法案》《美国残疾人法案》《慢性病护理法案》等。这些政策旨在提高老年人的生活质量，建立老年人医疗照护的基本制度，并保障老年人医疗照护的相关权利。

（一）医疗保险计划——联邦政府主导

医疗保险计划由美国联邦政府负责为超过 6000 万 65 岁以上的老年人、长期失能的年轻人及终末期肾病患者提供医院、医生、处方药及其他急性和急性后照护服务。医疗保险计划包括 A、B、C、D 四部分的服务项目（图 3-3）。

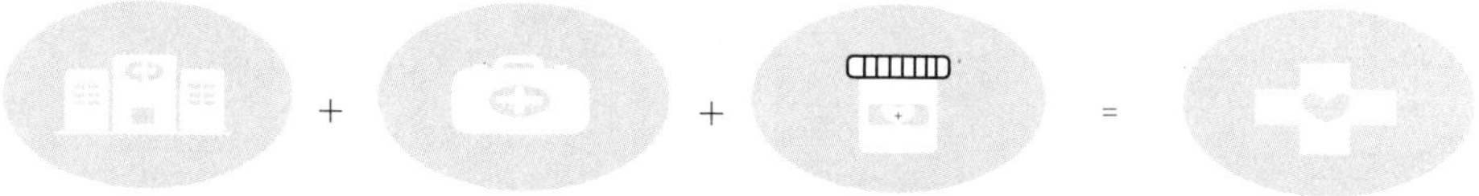

医院保险	医疗保险	处方药保险	管理式医疗保险
1965 年	1965 年	1997 年	2003 年
住院治疗及急性后照护，包括慢性病医院、康复医院、专业护理院、临终关怀和居家照顾	医生及门诊服务，包括预防筛查、检验、医疗用品、救护车运输	处方药物	纳入保险：Medicare A 及 Medicare B 选择纳入：处方药物、牙齿、视力等
联邦政府承办	联邦政府承办	联邦政府委托保险公司承办	联邦政府委托保险公司承办
无保费； 费用分摊	每月支付保费； 费用分摊	每月支付保费； 费用分摊	每月支付保费； 费用分摊

图 3-3　医疗保险计划概观

1. Medicare A（医院保险）　支付医院的住院治疗、急性后照护、临终关怀和居家照顾的费用。Medicare A 经费基于公民已扣除的税款，大多数人不需支付保费，但需付自付额。

2. Medicare B（医疗保险）　支付医生费用，包含预防筛查、检验、医疗

用品、救护车运输和其他与门诊有关的服务。Medicare B 由个人总收入决定每月入缴保费，通常再分担 20%的费用。健康检查或预防服务（如乳腺摄影、骨密度或前列腺癌筛查等）不收取费用。

3. Medicare C（管理式医疗保险） 有别于传统的医疗保险，政府签约保险公司按人头付费承保 Medicare A 和 Medicare B 的所有服务（称 Medicare C），于 2013 年改名为医疗保险优势计划（Medicare Advantage，MA）。保险公司基于一站式服务的概念，负责急性及急性后服务的整合，并纳入处方药物和其他的医疗项目，如牙齿和视力保险，利用服务管理建立全人服务的整合保险模式。

4. Medicare D（处方药保险） 1997 年，处方药增列入医疗保险计划，并由政府签约保险公司提供处方药物的议价及费用管理。投保人可以自愿参保，每月支付处方药保费及分摊部分费用因计划而异。2018 年有 4300 万人参加了处方药保险计划。

管理式医疗保险在按人头支付的付费方式下，整合了 Medicare A/B/D 的福利并重视预防、风险管理、社区及急性后照护，因而减少急性住院和急诊的使用，并降低了受益人及政府的负担。2018 年 32%医疗保险的受益人选择了 MA，高于 2008 年的 21%。图 3-4 显示 2008—2018 年 MA 逐年增加的趋势。预计选择投保 MA 的人数将会继续攀升。

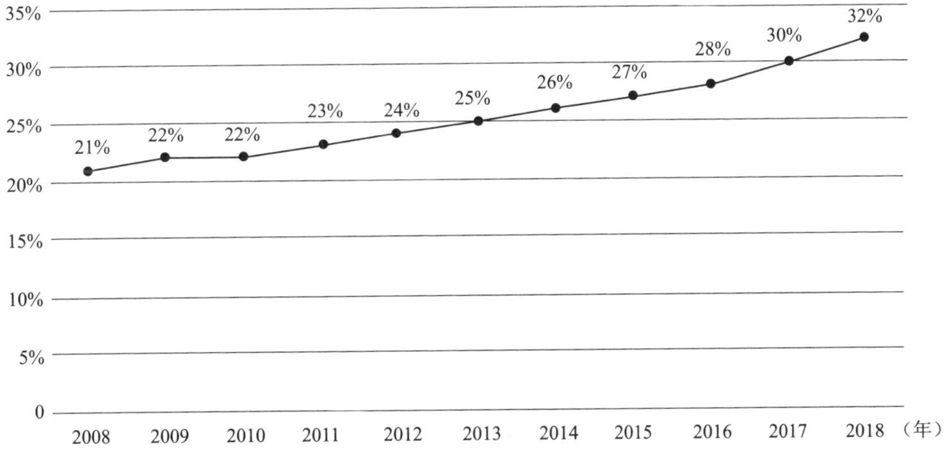

图 3-4 MA 变化趋势

（数据来源：KFF analysis of Modicare spending cdata from the 2009－2019 Arnual Report of the Boards of Trustees of the Federal Hospital Insurance and Federal Supplementary Medical lnsurance Tnust Funds，Table II. B1.）

（二）医疗补助计划——州政府主导

医疗补助计划于 1965 年与医疗保险计划同时建立，为各州低收入群体提供不同程度的医疗及长照服务，对象是符合低收入条件的成年人、儿童、孕妇、老年人和残疾人等。联邦政府建立医疗补助必要的服务项目，但每州的符合条件、福利内容及管理方式有所不同，导致各州的覆盖率及使用率也各不相同。联邦政府 2020 年 5 月报告，医疗补助共覆盖 6680 万人。2018 年医疗补助总支出 5930 亿美元，州政府出资占 37.5%，联邦政府出资占 62.5%。医疗补助经费主要用于老年人和残疾人，占医疗补助总人口的 23%，占医疗补助总支出的 60%。筹资结构及政策不同导致由联邦主导的急性和急性后照护及由州政府主导的长期照护在服务协调上存在困难。

医疗补助计划由州政府补助 Medicare A 及 Medicare B 的住院、门诊及急性后服务，并提供长期照护。长期照护费用占医疗补助总支出的 20%。州政府通过两种机制管控医疗及长期照护服务的成本及质量。一是根据社区居家服务（home and community-based services，HCBS）政策，通过照护需求评估和个案管理，支持居家和社区照护，以相对减少机构性照护的使用。二是采取管理式医疗，由州政府与保险公司签约，以不同的支付策略及风险管理来控制医疗长期照护的成本及质量。两种机制均驱动了医疗及长期照护的分级管理及整合。

（三）《美国老年人法案》

《美国老年人法案》于 1965 年颁布，由联邦政府下的社区生活管理局（Administration of Community Living，ACL）负责针对所有 60 岁及以上老年人建立全国性服务网络，以提供支持老年人在社区中独立生活的各项服务，如老年人中心午餐、居家送餐、工作培训、老年人活动中心、健康促进、福利登记、交通及保护老年人（反虐待）等服务。随着高龄老年人和慢性病患者的增长，《美国老年人法案》服务重点从社会性活动转向支持社区独立生活的服务，包括家居支持、日间照顾、个案管理、健康促进和对家庭照顾者的支持（包括咨询、暂托服务、互助团体及培训等）。约有 20%的《美国老年人法案》资源用于这些支持老年人维持独立生活的服务，其目的是减少昂贵且没有必要的医疗及长期照护机构性照护。根据《美国老年人法案》，2019 年美国联邦支出资金 20.6 亿美元，受益老年人约 1100 万人。

除上述 3 项老年人的基础政策外，美国后续立法支持老年人服务的可及性、可负担性和平等性，其中有 3 个保护老年人权益重要的政策法规。

（四）《紧急医疗和劳动法案》

1986 年国会通过《紧急医疗和劳动法案》（Emergency Medical Treatment & Labor Act），要求医院对所有急诊就诊的患者进行评估，不得因经济等因素拒绝接诊。如果医院无法在其能力范围内达到患者医疗状况的稳定，或者患者自身要求转院，医院应完成适当的转诊，确保患者得到适当和安全的急性照护、急性后照护、长期照护和社区照护。

（五）《美国残疾人法案》

1990 年国会通过了《美国残疾人法案》（The American with Disability Act)》，2008 年通过了《美国残疾人法案修正案》，于 2009 年 1 月 1 日生效，规定了残疾人应享有的权利。法案确保残疾人享有与他人同等的权利和机会，对残疾人给予权利保护，禁止歧视残疾人。法案保证残疾人除医疗外，加强了住宿、就业、交通等和健康社会决定因素（social determinants of health）有关的服务，更进一步地促进医、养、社结合的全人服务。

（六）《慢性病服务法案》

《慢性病服务法案》（The Chronic Care Act）2018 年 2 月 9 日成为法律，改善慢性病的服务质量，尤其针对患有多种慢性病及长期失能且符合医疗保险和医疗补助双重资格（Medicare and Medicaid Dually Eligible）的 1230 万受益人给予特别考虑，通过基于价值的保险计划，整合医疗、长期照护及社区资源，改善他们所受照护的质量及效率。

除《紧急医疗和劳动法案》为巩固全民的基本权利及服务公平性外，《美国残疾人法案》和《慢性病服务法案》均强化了医养结合理念的落实，并强调纳入社会决定因素的重要性。

三、医养结合政策的发展历程

自 1983 年以来，美国导入整合的观念进行了阶段性改革，逐步通过数据分析、测试评估落实以人为中心、以价值为目标、以社区为基础的整合服务体系。

以下分 4 个阶段介绍美国在老年人整合照护推动的关键政策和执行经验。

（一）阶段一：1983—1987 年，建立医院、医生支付系统，推动急性医疗整合并启动急性后照护

自 1965 年开办医疗保险计划后，美国的医疗费用持续 15 年不断增加。

1979—1982 年，住院支出从 30 亿美元增加到 330 亿美元，住院日均费以每年 18%的比率增加。1982 年医院费用的年增率达到 15.5%。当时住院费用采用“基于成本的后付制”（retrospective cost-based payment）的给付方式。医疗提供者完全没有控制医疗费用或质量的动机和标准，造成了不必要的住院、检验、治疗及非急性患者“压床”现象。联邦政府在 1983 年采用疾病诊断相关分组（diagnosis related groups，DRGs），按疾病分类建立住院预付费系统。1992 年建立了医生付费的“基于资源的相对价值量表”（resource-based relative value scale，RBRVS）系统。DRG 及 RBRVS 标准化了付费方式，对医院的经营管理造成根本改变，管理重心由增加住院、检验、治疗量及提高费用报价转为入院审查、成本控制、减少患者住院时间及临床成果的提升。在 DRG 推动下，患者住院日大幅缩减，造成医院不同程度的空床现象。在缩短患者住院时间并增加额外收入下，医院进而在院内或与社区机构合作建立急性后照护（hospital-based and community-based post-acute care），支持患者早期出院、减少重症患者滞留医院、重复住院及避免 30 天内再住院的处罚。

（二）阶段二：1987—1997 年，启动急性后照护并加强医院和社区照护整合

急性后照护建立于 DRG 实施之后，支持患者的康复潜能及医疗情况的稳定、衔接急性医疗与长期照护、减少急性期的住院天数、避免重复入院以降低医疗总支出费用。

美国规划急性后照护体系时未能与专家业者达成共识，采用了 4 种模式，各有不同的评估工具与支付方式。

1. 长期照护医院（LTCH）　在所有急性后照护中患者严重度最高，其使用的照护资源通常超过医疗资源。病例中有 40%以上是呼吸系统疾病，2018 年最常见的诊断是肺水肿、呼吸衰竭、败血症及有并发症的皮肤溃疡和呼吸道感染。长期照护医院依据连续性记录与评估条目集（CAREDS）采用医疗保险严重长期护理诊断相关组（medicare severity long-term care diagnosis-related groups，MS-LTC-DRGs）付费，为 4 种急性后照护中费用最贵但使用比例最低，2018 年平均住院 28 天。

2. 住院康复机构（IRF）　患者严重度和专业护理机构相当，但治疗重点以康复为主。最常见的诊断是脑卒中、神经系统疾病、脑损伤、虚弱、下肢骨折、心脏状况和脊髓损伤。住院康复机构采用患者康复评估工具（PAI）以病例组合（case-mix groups，CMGs）定额支付，主要为出院后有康复需要且体力可以进行至少每天 3 小时、每周 5 天的康复服务患者提供入院型的治疗

及护理。患者有康复需要但在病情不稳定的情况下，会先在专业护理机构稳定病情后再转至康复医院或至医院门诊或回家接受康复治疗。2018 年康复医院出院后 6. 6%的患者仍需要转至专业护理机构继续进行治疗直到病情稳定。2018 年平均住院 12. 7 天。

3. 专业护理机构（SNF）　采用最小数据集（MDS）工具评估以决定资源利用群组（Resource Utilization Groups，RUGs）论日计酬。专业护理机构是使用频率最多的急性后照护。常见的诊断包括尿路感染、肺炎、关节置换手术、败血症、脑梗死、全身性肌肉无力、慢性阻塞性肺疾病、代谢性脑病、心力衰竭、急性呼吸衰竭等。2018 年平均住院 34 ~41 天。

4. 居家照护机构（HHA）　采用结局与评估数据集（OASIS）为评估工具，以居家健康资源群组（home health resource groups，HHRGs）支付费用。服务需要医生证明有 60 天的限制，60 天后需要重新评估证明。由居家机构依据医嘱提供服务，包括技术性护理、职能及语言治疗、社会工作服务、生活功能助理、临终关怀及医疗辅具（如轮椅、病床等）。居家照护被认为是未来医疗保健的基础。新模式如远程医疗和家庭住院等正在试行中，以减少昂贵的医院和长期护理机构的使用。

美国 4 种急性后照护机构的评估工具和支付方式见表 3-1。

表 3-1　美国 4 种急性后照护机构评估工具与支付基准比较

项　目	长期照护医院	住院康复机构	专业护理机构	居家照护机构
评估工具	CAREDS	PAI	MDS	OASIS
支付制度	MS-LTC-DRGs	CMGs	RUGs	HHRGs
支付单位	一次住院	一次住院	按日	60 天/次

（三）阶段三：1997—2010 年，急性后和长期照护的衔接并通过保险促进医养整合

医疗保险的急性后支出规模不断扩大，从 1986 年的 25 亿美元增加到 1996 年的 300 亿美元，引起了决策者的关注。1997 总统签署了《平衡预算法》（Balanced Budget Act，BBA），目标是控制医疗保险在 5 年内减少 1164 亿美元的支出，10 年内减少 3938 亿美元；医疗补助支出 5 年内减少 170 亿美元，10 年内减少 614 亿美元。根据《平衡预算法》，政府除要求医疗保险通过减缓医院、医生和其他提供服务者的费用增长率外，还进行了两项重大改革：

1. 衔接急性后和长期照护并支持以社区为基础的整合照护　联邦政府建

立急性后及门诊的预付系统（prospective payment systems，PPS），以照护需求来决定公平的分级付费标准，以控制急性后费用增加并激励服务的绩效。

联邦政府同时鼓励各州政府根据基于居家和社区的服务（home and community-based services，HCBS）政策，为失能和慢性病患者提供一系列的社区服务，包括个案管理、家务支持、身体护理、日间照护、康复训练、照护者指导及暂息照护等服务，加强整合性的社区照护以避免机构性照护。

2003 年，联邦政府社区生活管理局（Administration of Community Living，ACL）、医疗保险和医疗补助服务中心（CMS）与退伍军人健康管理局共同在全国社区设立一站式的老年及残障者资源中心（Aging and Disability Resource Centers，ADRC），其职责是为民众提供信息咨询，并通过需求评估及个案管理衔接医疗及社区服务的配套，支持以居家为基础的照护，延迟或减少不必要的医院和疗养院的机构照护，善用资源以减少个人及政府资源的耗用。目前全国有 500 多个 ADRC，2019 年资金为 810 万美元。

2. 引入保险及管理式医疗理念支持医养结合　各州通过采取以按人头支付的财务模式，引入风险管理的原则，以降低服务成本，改善资源利用，提高医疗质量和服务绩效。改革的重点在改善对慢性病和复杂疾病人群的照护，使支付与绩效目标保持一致并加强执行机构的责任感。

管理模式整合的程度不一，从服务协调到全面整合。其中以社会健康维护组织（Social HMO，SHMO）及高风险老年人全包计划（Program for All Inclusive Care for the Elderly，PACE）是两个全面整合（fully integrated models）的模式。前者是由传统的医疗保险结合长期照护及社会服务提供保险人全面性的服务模式；后者则结合了医疗保险及医疗补助的资金采取按人头支付的方式，提供重度失能老年人的“全人、全责、全程”服务。

（四）阶段四：2010—2020 年，“奥巴马医改”以价值为导向促进全人全面全责整合

2010 年 3 月 23 日奥巴马总统签署《平价医疗法案》，其目的在于解决美国医疗照护体系的三大挑战以达到三重目标（Triple Aims）（图 3-5）。三大挑战是：一是不断攀升的医疗支出，2010 年占国内生产总值（GDP）的 17%，预估到 2020 年将增长到近 20%；二是超过 4600 万美国人民（占总人口的 16%）完全没有或没有适度健康保险，其中完全没有保险人数达 3000 万以上；三是医疗服务质量效率亟待提升。三重目标是由美国健康改善研究所（Institute of Health Improvement，IHI）建构的服务指标：①改善患者体验；

②降低人均卫生保健费用；③全面改善人口健康作为政策总体目标以优化卫生保健系统的绩效。

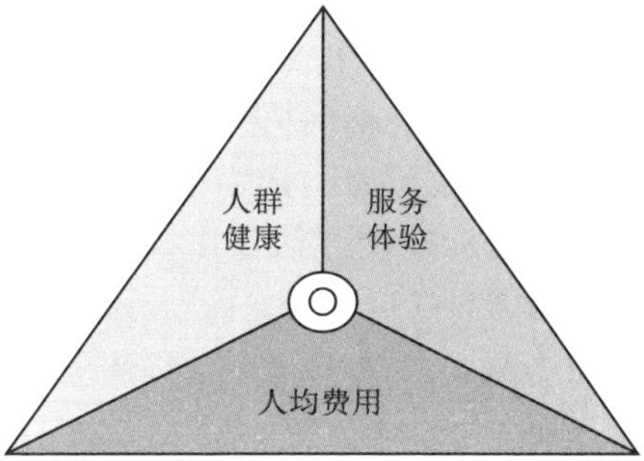

图 3-5　三重目标图

奥巴马《平价医疗法案》改革以价值为导向推动医疗长期照护及福利体系的整合：

1. 推动以患者为中心的支付及服务模式　主要推动了 3 个模式的建立：医疗之家（patient-centered medical homes，PCMH，通过指定的全科医生团队针对个人需要进行个案管理和服务协调）、捆绑式支付（bundled payment，针对特定病种的个案管理和服务协调）及责任医疗组织（accountable care organization，ACO，基于特定人群健康的全责管理）。

2. 基于价值的购买（value-based purchase，VBP）　执行明确奖惩制度以加强急性、急性后和长期照护机构的整合，控制服务成本及提高质量和效率。

（1）患者 30 天再住院的监控及罚款：CMS 在 2013 会计年开始针对肺炎、心力衰竭、急性心肌梗死可避免的再住院（avoidable readmission）进行管控，逐渐增加再住院的罚款额。2015 年有 75.8%的医院因再住院而减少来自医疗保险的收入。自 2012 年 1 月到 2013 年 12 月估计共减少了 15 万人次再住院。医院也因而加强了住院评估、风险筛选、提早出院准备，并对高风险患者继续提供急性后照护、社区服务及追踪。

（2）医院基于价值的购买：2013 年医疗保险预留医院 DRG 支付额的 1.75%，依据医院质量数据报告整体表现总分重新分配支付额以提升服务质量。在 VBP 下，医院针对国家拟定的重点质量指标加强了分析和监控，目前质量指标包括临床过程、患者体验、结果、效率和安全等方面。政府每年公布医院的比较报告（hospital compare），包括医院质量五星级别评分。

3. 整合急性后照护评估工具，建立合理的支付方式及跨体系的质量管控　依据2014年《改善医疗保险急性后转型法案》(IMPACT Act 2014)，2015年国会指示联邦政府发展以患者需要为基础的急性后单一标准化评估工具，用于修正原来以服务机构为基础的4种支付制度，命名为连续性记录与评估工具（CARE）。CARE经全国10个不同机构25 000人的测试后在2018年全国实施，预计在2022年（因疫情延后）成为全部急性后支付的功能评估工具(PAC-PPS)。最终目标是依据标准化评估逐步推动跨急性、急性后、长期照护及社区照护体系的服务衔接与支付整合。

4. 建立国家层级的整合政策机制　《可负担服务法案》将整合照护的推动提升至全国最高层次。

（1）于2011年在联邦政府下成立专责医疗保险及医疗补助联合协调办公室（The Medicare-Medicaid Coordination Office，MMCO)，专责针对1200万因长期患病及失能同时获得医疗保险和医疗补助的“双重资格者”，在医疗、长期照护及社区服务之间的协调。MMCO的职责包括促进医疗与长期照护政策的协调及简化，加强联邦政府与地方政府的合作，为老年人及失能者提供连续性且高质量的服务，并确保体系的成本效果。

（2）在联合协调办公室下设立医疗保险和医疗补助创新中心（Center for Medicare and Medicaid Innovation，CMMI)，协助联邦政府主导医养结合创新的医疗保健服务及支付模式的设计、示范、评估、改善及扩展。国会特别指示CMMI专注于可降低医疗保健支出，同时保持或提高这些模式提供的医疗服务质量，为社区民众提供更全面连续的健康服务体系。自成立后，CMMI推动各地方建立了40多种新的支付模式，涉及超过1800万患者和200 000名医疗保健提供者，包括责任医疗组织、捆绑支付模式和医疗之家模式。2011—2019年政府为CMMI提供了100亿美元的资金，此后每十年拨款100亿美元推动支付和服务系统的整合。

（3）为了加速推动体系的整合，联邦政府委托由跨专业的专家团队在政府架构之外成立了整合照护资源中心（Integrated Care Resource Center，ICRC)，以客观及专业的角度帮助加强联邦联合协调办公室与州政府之间的合作，给予一对一的技术援助，加强医疗保险和医疗补助之间的协调，协助州政府设计整合方案，建立数据库及评估系统，分享学习各州最佳实践经验，以支持医疗、长期服务（包括行为健康在内）的整合。

四、 医养结合服务的发展模式

美国政策转向以人为本，基于价值，加强对服务质量、效率和民众满意度的严格监控，服务体系同时在不断增长的消费主义和日益严峻的市场竞争下，应变出各种不同的医养结合模式。

（一）社区为基础的全面结合模式

美国最典型的一种医养全面结合的模式是高风险老年人全包计划（Program for All Inclusive Care for the Elderly，PACE），这是一种基于社区的结合服务模式。服务人群主要是55岁以上需要机构照护的重度失能老年人，PACE集合了医疗保险及医疗补助的资金，采取按人头支付的方式提供全人全责的服务。PACE以日间照护中心为平台，结合医疗、康复及预防的观念，通过全科医生专业团队支持老年人在社区独立生活。该计划开始于1973在旧金山唐人街安乐居成立美国第一个日间照护中心，1987年开展全国示范，1990年联邦政府通过医疗保险和医疗补助计划的经费支持，1997年PACE正式由联邦政府确认为医疗保险和医疗补助计划下的永久提供者。PACE的个案必须符合护理机构的失能鉴定，然而通过PACE的跨专业团队的全人照顾，只有7%的个案住到护理机构，93%的个案可以在自己的社区生活。近年来，PACE证实其在急性医院、急诊室及长期照护机构的使用率、再住院率及平均住院天数比其他联邦医疗保险的受益人更低，且民众满意度高。其成功的关键因素：第一，医疗保险和医疗补助医疗长期照护资金的整合，提供PACE机构在服务替代的灵活性；第二，PACE的“全责全权”机制，由中心设置的全科医生和专业团队，通过和医院、急性后及社区机构签订合同，主导更好的协调和连续性照顾；第三，重视老年医学及老年人护理，通过跨专业的团队确定老年患者得到适当、适时的关注和照护；第四，强调日间照护中心为主要的全责服务核心平台，建立整合服务网及信息共享，以加强与医院、长期照护机构和社区的紧密合作。

截至2020年6月，美国有263个PACE项目，为54 000个老年人提供服务。目前因PACE的成功，已开始发展私人付费的PACE模式，也延伸PACE模式转向于全责服务机构（accountable care organization，ACO）或与ACO合作。2021年4月国会开始PACE-Plus法案的立法程序，在全国扩展PACE模式。在基金会的支持下，PACE 2.0在2020年启动，其目标是在2028年将PACE模式扩展到更多的覆盖区域，且纳入年轻的残疾人群，服务总人数达

20 万人。

（二）由保险公司、医院和医生团体联合组建一体的整合模式

凯撒永久健康计划（Kaiser Permanente Health Plan）是 1945 年在美国建立的第一个非营利性的团体医疗保险，约有 1250 万会员。与传统的保险公司不同，凯撒永久健康计划是一个会员制、预付费，且紧密联系医院、保险和医生的整合医疗保健系统。凯撒永久健康计划按人头付费签约，特色在于对医生采用薪水制，高度重视疾病预防及避免失能的绩效目标。在奥巴马以价值为导向推动医疗长期照护的整合政策下，凯撒永久健康计划强调整体服务的连续性，积极将急性后及长期照护机构列入核定的整合网络（integrated care network），并通过患者指定的全科医生及专业团队，利用大数据，执行基于需求的评估和医疗照护分级，确保会员费用和成果的管理监控。

凯撒永久健康计划整合支付及服务模式奏效的原因包括：①关注服务质量，而不是提供的服务量；②调整系统的激励措施支持以患者为中心，高价值服务并保持合理的成本；③投资新技术和参与创新模式的示范；④解决所服务社区中影响健康的社会、环境和经济驱动因素（营养、交通津贴、安全和支持性的居住环境等）。

（三）由医院建立全科医生医疗团队进行整合

克利夫兰医学中心是一个典型的例子，于 1921 年创立，位于俄亥俄州东北部，设有 11 家附属医院、19 家家庭健康中心，被评为全美第二的最佳医院。克利夫兰医学中心目前正在由急性高科技医院转型成整合卫生服务体系。2010 年建立全科医生制度，包括普通儿科、家庭医学、普通内科和老年医学医生，服务对象大多数是老年人及慢性病患者。2013 年构建由 7400 多名医生组成的临床整合服务网络（Clinical Integrated Network，CIN），加强医养结合及社区服务。利用临床医疗团队、统计数据及电子病历，成功地建立了人群健康（population health）服务及管理体系。2017 年以价值为导向，推动基层医疗保健和所有照护机构（门诊、住院、急性后和长期照护）的整合，建立克利夫兰医学中心社区服务（Cleveland Clinic Community Care，CCCC）。CCCC 拥有 1148 名医生，会同专业团队负责政府及私人保险合约的运营。CCCC 进而纳入健康社会决定因素（social determinants of health）及风险评估工具，支持急性后及长期照护，并纳入以居家为基础的服务（home-based care），如居家基础医疗（home-based primary care）、远程医疗（virtual care）、居家医院

（hospital-at-home）、居家康复（rehabilitation-at-home）等，建立急性、急性后和社区的整合模式，降低医院、急诊室和机构照护的使用率。

五、经验

总结美国的经验，整合老年医疗及照顾的关键是把握核心价值及最终目标：建立以人为本、以社区为基础、以价值为导向、以实证为依据、以科技为支持的全民、全程、全责、全时、全社区的整体服务体系。中国目前正在建立整合型医疗卫生服务体系，建立长期护理保险制度并推动医养结合，面临着建立一个以人为中心、基于价值的医疗照护体系的机会，可以借鉴美国过去30年的成败经验，在更短的时间内迅速启动并加快发展。

（一）政策法规的制定及完善

美国自1965年以来，针对老年医疗照护建立了完善的法规体系和组织机构，并给予相对明确的职能资源配置。美国老年人照护法律体系是由《医疗保险法案》《医疗补助法案》《美国老年人法案》《紧急医疗和劳动法案》《美国残疾人法案》《慢性病护理法案》等法律文件构成，根据法律条款和具体规定明确相应的机构、职能、程序和财政保障，保证法律的执行。

（二）跨机构与部门之间的协调

随着人口老龄化的发展及服务的多元化及复杂性的增加，法规及执行组织各自为政，造成日益严重的政策冲突、服务离散和成本浪费。美国联邦政府因而采取了各种财务激励措施（如捆绑付款）、建立协调机构（如医疗保险和医疗补助协调办公室、各地的老龄和残疾人资源中心）和建立试点示范（如联邦政府设立创新中心、推动试点）等机制，推动政策部门和服务机构共负全责致力整合。美国在卫生体系改革的过程中，聚集主要利益攸关部门建立跨部门的协调机制，排除本位局限，各部门以总目标提出支持行动计划，调整财务激励措施，加强整体绩效监控，并寻求民众反馈，推动落实服务体系的整合。

政策整合强化社区医疗及照顾的整合，明确划分急性后及长期照护范围功能，并进而强化居家整合性照护，充分发挥基层医疗的作用，加强跨团队合作，建立社会决定因素、自我照顾、风险预测、绩效管理的观念，强调资源管理及绩效评价，并构建各级医院、照顾机构与基层医疗的支持、转介系统及合作机制。提升整合系统开发基于5个战略：①建立全责的管理结构和控制系统；②整合、协调、全面、完整的服务网络；③提高质量及价值；④财务系统的配合；⑤现代化的信息科技管理。

（三）建立合理并基于实证的支付机制

建立以患者功能与照顾资源为考量的评估工具，配合及支持医院 DRG 的执行策略，设计公平具有成效质量管控机制的急性后及长期照护支付制度，提升医疗和照顾体系的衔接及彼此之间相辅而成的最终效益。

美国在 1987 年开始采用了 DRG 和 RBRVS 以控制医院和医生的费用，从而也导致了急性后、长期和社区照护的发展，并激发了医院对成本和临床成果管理的重视，并落实了不同形式及程度的医养结合。借着过去的经验和数据的积累，美国政府自 1990 年进一步建立基于实证价值的捆绑式付费，以三重目标为主导，2010 年列入健康社会决定因素的干预，以提升全人全责服务。

美国以价值（总成本和总成果）为导向的理念、数据、工具和经验有助于我国制定老年医养结合的长期目标和战略，可以避免许多不必要的错误并加快适合中国国情模式的开发过程。

（四）建立以人为本、以需求为导向的单一标准评估体系

美国政府在 2005 年《赤字削减法案》（Deficit Reduction Act，DRA）的要求下建立医疗保险支付改革示范（medicare payment reform demonstration），包括设立标准化的患者信息系统，以探讨费用、品质监控机制并支持信息在 4 种不同急性后照护机构达成一致，开发、建立单一标准评估工具，命名为连续性记录与评估工具（CARE）。

CARE 旨在提供患者的健康和功能状态的标准化信息，使政府了解类似的患者在不同环境下接受照护的程度及效率，能依据患者的治疗、预后、照护资源和护理费用的差异制定合理及公平的支付制度。单一标准评估工具开发的指导原则：增加资料的重复使用及必需性以减少资料收集的负担；具有高度的可靠性和有效性（信效度）；对患者情况改变的高敏感度及可接受的天花板及地板效应；能建立公平合理的给付制度并导入风险调整；对患者安全及服务质量指标进行明确的监测；使用标准化术语以减少沟通障碍，改善服务的协调；支持跨服务体系的资料交换及可互操作性（inter-operative），支持跨急性、急性后、长期照护及社区服务的衔接。

（五）建立社区人口健康数据库

衔接医疗保险计划、医疗补助计划及社区公共卫生等资料建立人群健康

数据库（population health database），并建立分析工具，支持整合人口健康（population health）体系的研究、策划、推动、评估及提升。持续监控与改善服务的支付、品质与效率，并与国际标准接轨配合。设定整合照护创新示范专栏及特定基金（预算），支持跨有关部门共同参与的政策协调，支持创新服务模式、财务及政策配套的示范、研发与复制。由政府主导协同有关部门跨机构、跨专业、跨领域，结合医疗、公共卫生及照护体系，策划、设计、规范"资讯科技及人工智慧"体系的执行蓝图，支持整合服务科技及人工智能体系的执行，并支持产业参与及经济提升。

（六）规划设立独立作业的专业支持研究发展机制

整合照护研究发展及评估中心整建跨机构、跨领域、跨专案的工作小组，纳入民众及社会产业参与，制订共同目标，解决共同关注的问题。通过策划研究、试办推广、教育培训、经验分享、数据建立、加强国际交流，以完善整合照护系统的建立，并利用资讯搭建云端、人工智慧科技以支持落实可持续性的全民、全程、全责、全时、全社区的医养结合体系。

参考文献

[1] Administration for Community Living. Profile of Older Americans [EB/OL]. (2019-05-31) [2020-07-09]. https://acl. gov/sites/default/files/Aging%20and%20Disability%20in%20America/2018OlderAmericansProfile. pdf.

[2] Administration for Community Living. 2018 Profile of Older Americans [EB/OL]. [2020-07-09]. https://acl. gov/sites/default/files/Aging% 20and%20Disability%20in%20America/2018OlderAmericansProfile. pdf.

[3] Kaiser Family Foundation, An Overview of Medicare [EB/OL]. (2019-02-13) [2020-07-09]. https://www. kff. org/medicare/issue-brief/an-overview-of-medicare/.

[4] Medicaid. gov. Medicaid [EB/OL]. [2020-04-25]. https://www. medicaid. gov/medicaid/index. html.

[5] Medicaid. gov. Long Term Services & Supports [EB/OL]. [2020-04-25].

[6] https://www. medicaid. gov/medicaid/long-term-services-supports/index. html.

[7] Kaiser Family Foundation 2019, State Budgets for Fiscal Year 2020 Include Total Medicaid Spending Growth of 6. 2 Percent on Average, Even As Enrollment

Remains Essentially Flat[EB/OL].(2019-10-18)[2020-07-09].https://www.kff.org/medicaid/press-release/state-budgets-for-fiscal-year-2020-include-total-medicaid-spending-growth-of-6-2-percent-on-average-even-as-enrollment-remains-essentially flat/.

[8] US Government Medicaid.gov Long Term Services and Supporthttps://www.medicaid.gov/medicaid/long-term-services-supports/index.html.

[9] 张晖,王仲,徐腾达,等.急诊科拥挤现象成因分析[J].中华医院管理杂志,2013(3):235-238.

[10] ADANational Network. What is the Americans with Disabilities Act (ADA)? [EB/OL].[2020-06-11].https://adata.org/learn-about-ada.

[11] ADA National Network. An Overview of the Americans With Disabilities Act[EB/OL].[2020-06-11].https://adata.org/factsheet/ADA-overview.

[12] WHATOR Magazine. The Transformative Impact of the Chronic Care Act [EB/OL].[2020-04-25].https://magazine.wharton.upenn.edu/digital/the-transformative-impact-of-the-chronic-care-act/.

[13] 王懿范,李玉春,洪燕妮,等.医疗与长照整合:打造全人照顾体系[M].台湾:五南出版社,2001.

[14] Data from Definitive Healthcare's Long-Term Care database (accessed June 2020). Annual Medicare Data is from the Centers for Medicare and Medicaid Services (CMS) Medicare Standard Analytical Files (SAF). Complete calendar year data is projected to be released each fall by the CMS. The most recent annual Medicare data is from calendar year 2018; 2019 data is scheduled to be released in Fall 2020.

[15] "MEDICARE'S POST-ACUTE CARE BENEFITS: Background, Trends, and Issues to be Faced" The Urban Institute for Office of the Assistant Secretary for Planning and Evaluation U.S. Department of Health and Human Services. January 1999.

[16] An Examination of Key Medicare Provisions in the Balanced Budget Act of 1997 | Commonwealth Fund. www.commonwealthfund.org. Retrieved May 2, 2019.

[17] US Government Medicare. Find & compare health care providers [EB/OL].[2021-11-16].https://www.medicare.gov/forms-help-resources/find-compare-health-care-providers.

[18] Adam Myers MD. Population Health: Reinventing Care for Patients of Tomorrow

[EB/OL]. (2020-07-24)[2021-11-16]. https://consultqd.clevelandclinic.org/population-health-reinventing-care-for-patients-of-tomorrow-video/.

[19] Cleveland Clinic Paramedic Telehealth Program: In-Home Acute Care to meet the Needs of Homebound Older Adults, Playbook July 22, 2021. Cleveland Clinic Paramedic Telehealth Program: Incorporating In-Home Acute Care to Meet the Needs of Homebound Older Adults | Playbook (bettercareplaybook.org).

第四章 日本基于社区的综合照护体系

一、日本老龄化发展背景及老年照护体系发展历程简述

（一）日本老龄化现状

世界卫生组织和联合国将老龄化社会定义为某国家或地区65岁以上人口占总人口的比例超过7%，老龄社会指该比例超过14%，超龄社会指该比例超过21%。日本正经历着前所未有的人口老龄化（日语中“老龄”称作“高龄”，本文根据中文习惯，仍用“老龄”一词），日本的65岁以上人口在1950年仅占总人口的5%左右，但在1970年超过7%，1994年超过14%，老龄化率持续上升，2007年达到21.5%，2018年为28.1%，预计到2055年，日本65岁以上人口的比例将达到40.5%。

（二）日本老龄化的影响

日本的人口结构转变给日本的经济、政治和社会都带来较大影响。日本政府对老年群体的健康支出是其他群体的4.3倍。大部分费用都由年轻人通过交税和医疗保险金来承担，预计到2060年，日本每1.2个20岁以上劳动人口要负担1位老年人，加重了年轻人的经济负担，不利于社会稳定发展。此外，人口老龄化还通过改变就业和消费结构对企业管理、工业和市场产生重大影响，这就要求政府针对人口结构的变化做出政策调整和相应的养老支持。

（三）日本老龄照护制度发展历程

顺应日本老龄人口的变动和照护服务的需求，日本的老龄照护制度也在发

感谢台湾辅仁大学李光廷教授对本章内容撰写提供的指导。

生变化，经历了从家庭养老、医院养老和机构养老逐步转向社区支持下的居家养老。

1. 家庭养老阶段 日本有“长子抚养双亲”的家庭养老传统，但随着家庭规模的缩小和老年人口的急剧增加，家庭养老已不能满足老年人的照护需求，照护老年人已不再是家庭内部问题，而是外化为重要的社会问题。

2. 医院养老阶段 为了让更多的老年人老有所养、老有所医，减轻家庭养老的负担，维持社会稳定，日本政府在20世纪60年代和70年代出台并修改了《老年福利法》，对部分符合条件的老年人实施免费医疗制度。相比养老院较高的服务价格和不太完备的医疗设施，老年人更愿意住院接受医院的照护服务。因此，出现了以照护为由、长期占用医院病床的社会性住院问题，随之而来的是医疗保险费用的激增和政府养老负担的增加。

3. 社会化养老阶段 在此形势下，为了建立一个全社会共同承担老年人照护需求的体制，1997年4月日本出台《护理保险法》，2000年4月1日介护保险（即长期护理保险）制度正式建立。这一制度规定保险资金一半来自国家与地方财政，另一半来自被保险人缴纳的保费，在享受照护服务前由照护管理师（care manager）根据个体需要、照护程度制订服务计划，需要照护的个体可以自主选择服务种类、服务形式和服务提供机构。个体可以选择去不同机构接受服务，也可以选择居家服务项目。这一制度实施以来，服务使用者的数量迅速增加，成为老年人照护服务必不可少的制度保障。但随着需要照护的老年人越来越多，照护服务人员面临着较大缺口，提供照护服务的相关成本也越来越高，政府出资面临压力，导致保费上涨，给参保人也带来了不同程度的经济负担。与此同时，介护保险制度没有明确区分服务管理和服务提供，导致机构为了营利对老年人过度提供服务，损害参保人的利益，不利于费用控制。

二、 日本介护保险制度的改革

为了解决介护保险制度面临的筹资困难，应对2025年人口老龄化高峰的到来，为介护保险制度注入活力使其稳定持续运行，日本政府在2005—2006年和2011—2012年分别对介护保险制度进行改革，强调“疾病预防”和“以社区为基础的综合服务”。加强预防来减轻照护服务提供的负担，构建以社区为单位的综合照护体系，整合医疗、护理、居住、生活支援等各类老年社会服务资源，以期提供全人、全程、全方位、综合连续的老年照护服务。

（一）2005—2006 年改革

2004 年日本政府开展了护理预防及地区互助事业，加大对老年人生活援助事业、护理预防、居家护理的投入。自 2006 年起，日本政府着手对《护理保险法》进行修订，修订的主要思路是：强调疾病预防的重要性，减少护理保险服务提供的负担；加强老龄相关服务的整合性，将医疗、护理、预防、居住、生活支援等服务有机联系起来。2005 年对介护保险制度的改革提出了控制费用、防止滥用服务和加强协调 3 个目标。

为了控制支出，对养老机构和设施的使用者征收了额外费用（如由其承担住宿床位费等），而针对那些对介护需求较少的人，则向他们提供预防性服务。相较其他服务，使用预防性服务所受的资金约束更少，服务的提供也更为便捷。同时，政府对预防服务进行分级，包括介护预防或重度化预防。向参保人提供预防性服务有利于防止疾病恶化、促进健康，从总体上控制了长期护理成本。

为了防止服务滥用和加强协调，市政府（municipalities）设立了社区综合支持中心（Community General Support Center），并授权私人的非营利组织管理这些中心。社区综合支持中心负责对参保人的日常生活自理能力状况进行分级评定，并提供包含预防性服务在内的多种照护服务，避免了私营机构的照护管理师进行照护管理时出现服务滥用的情况。为了鼓励不同服务机构之间的协作，社区综合支持中心主要有以下几个方面的职能：促进老年人进行预防性的自我照护；提供全面的介护咨询；防止虐待和老年人权益倡导；支持持续性的个案管理（如为照护管理师提供复杂病例管理的指导）。中心的职责还包括鼓励人们积极整合各类社区资源（包括长期照护服务体系之外非正式的、志愿资源等），并构建服务网来加强服务提供者间的联系交流，但由于种种原因网络构建未能很好实现。

（二）2011—2012 年改革

为了让老年人能够在社区安心养老享受更好的服务，不仅需要为老年人提供预防保健服务，还需要一定的医疗服务做支撑，这就需要照护资源和医疗资源更好地衔接整合。此外，还需要向辖区的老年人提供更多的日常服务支持，并保证老年人们在平常生活中可便捷地获得这些所需服务。为了强化居家服务，为社区中的老年人提供从急性期到慢性期的医疗和护理，2012 年改革增加了 2 种服务：一种是定期访视（regular home visits）服务和按需进行的长期照护访问（as-needed long-term care and nursing visits），由辖区的护士和长期照护服务者共同组成的团队提供，特点是及时、稳定和灵活；另一种是将医疗服务融入小规模多功能居家服务（small-scale multifunctional in-home care）中。这2种服务都是基于社区提供，由介护保险出资，以固定的费率承包给第三方提供服务。

地方政府（主要指市町村一级政府）自2005年改革设立社区综合支持中心，以期整合所辖社区的照护资源。但长期以来所发挥的管理职能有限，未达到预期。为了强化对社区一级照护资源的整合和管理，此次改革首先要求地方政府督促所设立的社区综合支持中心整合各类可利用的服务资源。其次，社区综合支持中心要继续构建完善服务网来协调各类服务提供机构和个人。此外，在社区一级建立社区照护委员会（Community Care Council），对社区综合支持中心进行指导和管理。

为了促进医疗和长期照护的整合，此次改革中医疗保险增加了对医生转诊患者并支持居家照护的支付，还要求地区医院诊所承担协调职能。此外，医疗部门还建立了连接医疗和长期照护的标准临床路径，以及在社区内部建立急性医疗和慢性病医疗连接的临床路径。鼓励医疗机构和长期照护机构之间进行数据信息共享，同时和社区综合支持中心保持密切沟通，以期在社区层面为老年人提供一个从急性期到慢性期的医疗和护理。

三、日本社区综合照护体系现状

自2005年日本政府对介护保险制度进行改革、建立社区综合支持中心以来，日本的社区综合照护体系发展趋于成熟。日本社区综合照护体系是以社区为依托，由各市政府建立的社区综合支持中心作为管理主体，负责协调辖区老龄相关服务。每个社区综合支持中心支持多种服务主体在社区内提供医疗、护理、预防等服务。

（一）概述

为了让老年人们在自己习惯的家庭环境中安度晚年，减少入住养老机构的需求，并在社区中提供包括生活服务在内适宜的生活支援、护理服务和医疗救治，以确保老年人的安全和健康，以“在地老化”“互助自主管理”“以家庭为基础、以生活为脉络”为基本原则，日本政府在以日本的一个学区为单位覆盖2万~3万居民，理想状态是让每个社区的老年人能够在30分钟的日常生活圈内获得所需服务。日本政府十分重视社区综合照护体系的建设和运营，大力支持体系的发展。社区综合支持中心数量发展迅速，2006 年日本已有 1483 个市（87.8%）建立了 3436 个社区综合支持中心，2008 年所有市都设立了社区综合支持中心，到 2011 年中心数量达到 3976 个。

（二）筹资

基于社区的综合照护体系的筹资来源主要有 3 个方面：①介护保险保费，由参保人、国家和地方财政共同出资，主要提供生活照护。当参保人利用服务时，原则上只需支付全部护理费用的 10%，剩余的 90%由介护保险承担，2018 年起个人自付比例最高上调到 30%。②国家财政支持，主要用来提供一些预防性服务，如为老年人提供一些聚会场所、健身课程等支援性服务。2014 年 6 月，日本政府颁布了《推进医疗照护综合法》，将增收的消费税作为各都道府县的居护财政来源，推动构建社区综合照护体系。③医疗保险保费，当参保人在社区接受医疗服务时给予资金支持（图 4-1）。

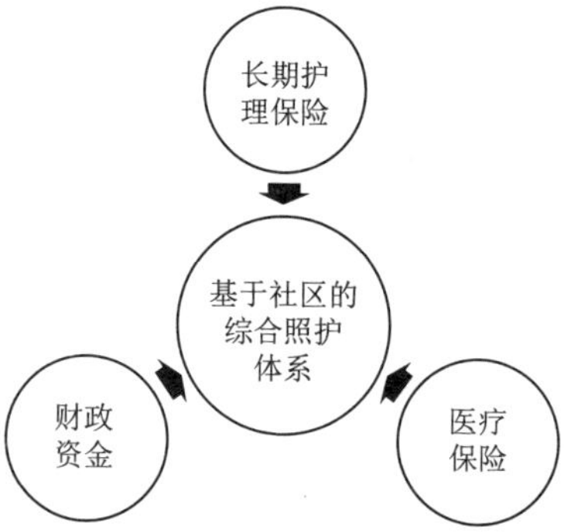

图 4-1　日本基于社区的综合照护体系的筹资来源

（三）管理和服务组织架构

社区综合支持中心是社区综合照护体系的管理主体，其理事机构是由医务人员、护理人员和居民组成的社区照护委员会。中心的工作人员主要是 3 类专业人员，包括社会工作师、保健师和主任级的照护管理师。有资质的社会工作师负责提供咨询和维权服务，保健师负责提供预防和护理服务，主任级的照护管理师负责进行护理管理，对社区的照护资源进行规划。在工作过程中还与家庭医生协会、诊所、医院、护理机构、养老院、志愿者组织、老年人团体等合作形成以社区综合支持中心为据点的综合支援网络。社区综合照护体系允许不同性质的机构提供服务，政府采用灵活的方式来购买这些服务。机构有上门护理机构、医疗机构、上门照护机构、居家护理机构。此外，还建立了社区护理会议机制，以支持自立为中心的照顾属性，具体通过定期召开工作会议，汇集医生、护士、保健人员、社工、志愿者、老年人及其家属等社区中不同人员共同参与，通过对实践过程中个案的讨论，明确问题难点，厘清解决问题思路，并且发现社区中所缺的资源。长期以来，通过每次讨论的复盘和问题积累，该社区的综合照护体系运行中存在的问题凸显，今后的发展方向明确，从而促进政策的形成。

（四）服务内容

社区综合照护体系将服务重点下沉到社区，以社区为基础提供老龄服务，其主要服务内容包括预防、护理、医疗、生活支援和住房支持等方面（图4-2）。

1. 预防服务　做好预防可以最大限度地降低照护成本，所以日本政府也非常重视预防保健类服务的提供。对辖区的老年人进行预防运动器官综合征和预防脑卒中等活动训练。预防服务包括长期护理预防和重度化预防等，在各类预防中，认知症（失智症）预防是日本的特色服务。据日本厚生劳动省数据显示，预计到2025年日本患认知症的老年人将超过700万，每5个老年人就有1人患有该病，成为导致日本老年人进入长期护理状态的第二大疾病。由于日本的认知症老年人增多，日本政府在2012—2014年规划中明确提出未来要加强对认知症老年人的支持政策，并在2015年出台了针对阿尔茨海默病的“新橙色计划”，从宣传教育、医疗护理服务、人员培训和健康促进环境方面都做出相应引导，以期预防更多的认知症老年人出现。

2. 护理服务　护理服务贯穿老年人日常生活，各服务主体根据老年人身心状态的变化（急性期、康复期、慢性期、临终期），以多种形式为老年人提供护理服务。有上门服务和机构日间照护服务，上门服务有24小时例行巡视服务（24-hour routine home-visit services）和按需进行的长期照护访问，由同一社区的护士和长期照护团队及时、灵活地提供。机构日间照护提供包括日托护理、小规模多功能型居家护理和短期入驻机构护理等服务。根据需要护理服务的老年人的身体状况，将护理服务分为5个等级。

3. 医疗服务　医疗诊所、口腔门诊等提供定期的上门医疗服务。在老年人必须入院治疗时由医院开展临时住院诊疗。上门护理机构可以与医疗机构、药店合作，开展服药、静脉注射等上门医疗服务。日本政府鼓励护理机构和医疗机构间的数据信息共享，并建立标准临床路径，为老年人提供医疗护理一体化服务。

4. 生活支援服务　社区综合支持中心还会给老年人提供备餐、购物、洗涤、打扫、安全确认、外出支援、社会参与支援等服务。可以通过“自助”（社区内民营业者提供的市场服务）或“互助”（非营利组织、志愿者、社区居民提供的无偿服务）获得服务。

5. 住房支持　2011 年日本政府对确保老龄者居住安定的相关法律进行修订，明确厚生劳动省和国土交通省共同负责养老院、老龄公寓的规划，这种跨部门的合作以期实现政策与服务的衔接，更好地为老年人服务。日本政府对一般住宅、老年人专用住宅和重症者住宅都提供所需的支援和服务。老年人以“住宅”生活为基本，在疾病急性期入住医疗机构，出院后或日常有轻度不适时可以临时入住“住宅和医疗机构的中间机构”，集中接受医疗、看护、康复和生活照护一体化服务。另外，对于老年人房屋的适老化改造仍然是未来日本老龄服务提供需要关注的地方。

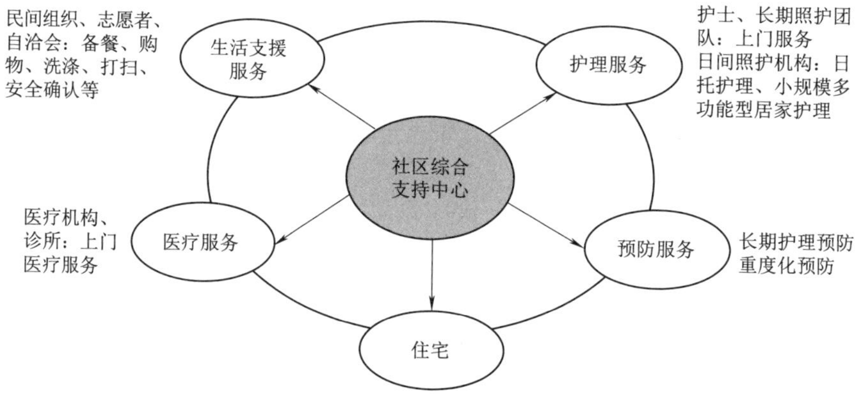

图 4-2　日本社区综合照护体系的服务内容

日本政府构建社区综合照护体系来积极应对日本人口老龄化，并取得了有效成果。一是服务覆盖人群逐年增加。2016 年，日本共有 612 200 人/年实际接受了家庭护理，比上一年增加了 8.2%。二是提供多元化照护服务的机构数量增加。根据日本厚生劳动省数据信息，2015—2016 年，包括居家护理中心、托老所在内的 7 种护理服务公共设施均有所增长，增长率为 2% ~ 11%。同时，服务整合也不断发展，遍布各地的医疗保健福利复合体和全国 5000 余所社区综合支持中心保障了出院后服务的连续性及社区内服务的一体化。三是体系实施以来一定程度上改善了居民的健康水平。以日本三木镇为例，实施以社区为基础的综合照护体系10年后，长期卧床者减少了约2.5%，医疗费用上涨放缓。

四、日本老年整合照护的模式及启示

社区综合照护体系是日本老年整合照护模式的表现形式，集中融合了3个发展理念，即“基于社区”“整合资源”和“强调失能和认知症的预防”。“基于社区”一方面考虑到老年人的可接受程度，可以让老年人在熟悉的环境中享受需要的老龄服务，安享晚年；另一方面以社区为单位分散养老重担，化整为零，便于管理和了解老年人的养老需求，更有效地分配老龄资源，在服务的提供上也更具有针对性，从而有效节约成本。“整合资源”是将辖区内的老龄服务如住房、医疗、预防、康复整合在一起进行跨部门、跨领域合作，加强了各服务提供者信息的互联互通，简化服务过程中不必要的流程和服务衔接问题。“强调失能和认知症的预防”是日本政府在社区综合照护中心设置的专门针对认知症老年人的照护服务和预防服务，为预防认知症的发生，提供高质量照护服务奠定了基础。

日本社区综合照护体系在具体实施路径上有许多值得借鉴学习的地方。日本综合照护体系实现了“水平整合”和“垂直整合”两大整合路径。水平整合指为居住在家中或社区养老机构中的老年人提供综合全面的服务。强调支持老年人“在地养老”，实现全人、全程、全方位的服务提供，主要通过建立社区管理机构和实行社区护理会议机制来实现。在每个社区建立一个社区综合支持中心作为管理机构协调辖区内的老龄服务资源。社区综合照护中心在开展工作前，首先要基于社区的特点与需求，制订与实施有针对性的服务规划。例如，要对辖区内的服务需求开展调查，了解老年人的需求，了解当前辖区内的护理、医疗、生活支援等相关资源，以及服务人员的资质、数量等。垂直整合指从急性期医疗（医院病房）转到长期护理（康复或疗养病房、养老机构或家庭）的服务整合。医院设置社区衔接办公室，与社区医疗机构、养老机构和居家护理机构建立出院支援体制，在需要支援的老年患者出院时召开衔接会议，进行信息提供等必要的出院支援服务，以确保出院后连续性护理的顺利实施。鼓励医疗机构开设保健机构和福利机构，方便住院治疗的老年患者从急性期转到康复期或疗养期后能继续接受充分的医疗、康复和护理服务。设置连接医院和社区（家庭或养老机构）的中间机构（老年保健机构），接收结束急性期治疗但需要康复训练和医疗护理的出院老年患者，提供短期集中的功能康复训练、必要的医疗护理和生活护理。

社区综合照护体系的建立是日本政府积极应对老龄化问题的一个创新举措，具有现实意义。其以“在地老化”“互助自主管理”“以家庭为基础、以生活为脉络”为基本原则，采用社会保险理念，以社区综合照护体系为运作架构，在日常生活圈内（车程30分钟）通过社区综合支持中心提供各种一体化服务，服务范畴包括医疗、照护、照护预防、居住、生活支援等。这些服务非分段提供，而是一体化配合服务的需要，无缝接轨。在制度设计上，让地方政府而不是服务机构成为负责主体，利于提高整合资源效率，发挥地方积极性，因地制宜、针对性地提供照护服务。在发展理念上，秉持基于社区、整合资源，将服务重点下沉至社区一级，在社区一级构建多层服务网络，提供老龄服务。在实际运营中尝试跨部门、跨学科合作，为有需要的老年人提供融预防、护理、医疗、康复、支援和住房支持等为一体的综合照护服务。尽管如此，日本的社区综合支持中心在进行资源整合协调和保持体系稳定运行方面也会面临一些困难，如社区综合支持中心管理职能发挥受限、服务费用膨胀等问题。因此，日本政府还需要为社区综合照护体系运行扫除障碍、注入活力，助力健康老龄化。

参考文献

[1] Permanent Mission of Japan to the United Nations. Mainstreaming Gender and Aging in the SDGs[EB/OL]. (2016-07-13)[2021-7-13]. https://www.un.emb-japan.go.jp/statements/okam ura071316.html.

[2] TAHARA YOSHIO. Cardiopulmonary Resuscitation in a Super-Aging Society-Is There an Age Limit for Cardiopulmonary Resuscitation? [J]. Circulation Journal: Official Journal Of The Japanese Circulation Society, 2016, 80(5): 1102-1103.

[3] TSUTSUI T. Implementation process and challenges for the community-based integrated care system in Japan[J]. Int J Integr Care, 2014, 14: e2.

[4] KANEKO R, ISHIKAWA A, ISHII F, et al. Population projections for Japan: 2006-2055 outline of results, methods, and assumptions [J]. The Japanese Journal of Population, 2008, 6(1): 76-114.

[5] MORIKAWA M. Towards community-based integrated care: trends and

issues in Japan's long-term care policy[J]. Int J Integr Care,2014,14:e5.

[6] HORI H. Revision of long-term care and healthcare tariff to promote a community-based integrated care system[J]. Journal of the National Institute of Public Health,2012,61(2):75-82.

[7] 谢保群."整合型护理"理念下日本老年长期护理服务体系构建及启示[J]. 中国老年学杂志,2019,39(1):239-241.

[8] 医保局. 医疗介护综合推进法纲要. 东京:厚生劳动省, 2014.

[9] 汤梦君. 地区综合关怀体系:日本老龄护理制度改革的新趋向[J]. 社会福利(理论版),2018,(5):14-19.

[10] Ministry of Health,Labour and Welfare of Japan. Act for partial revision of the long-term car e insurance act,etc. ,in order to strengthen long-term care service infrastructure[EB/OL]. (2011-12-30)[2021-07-14]. http://www.mhlw.go.jp/english/policy/care-welfare/care-welfare-elde rly/dl/en_tp01.pdf.

[11] 厚生劳动省. 推进认知症政策实施的综合战略[R]. 东京:厚生劳动省,2015.

[12] Research on Home Care Nursing in Japan Using Geographic Information Systems: A Literature Review[J]. Japanese Clinical Medicine,2018,9:1-9.

[13] 李佳,于昌健. 日本"黄金计划"对我国长期照护服务体系构建的启示[J]. 现代日本经济,2019,38(3):63-72.

[14] YU H,MATSUMOTO M,OKITA M,et al. The Vanguard of Community-based Integrated Care in Japan: The Effect of a Rural Town on National Policy[J]. Int J Integr Care,2017,17(2):2.

[15] 史毅,张立龙. 日本失能预防服务体系对中国健康老龄化的启示[J]. 健康中国观察,2020(9):91-94.

第五章

英国医疗与社会照顾整合体系

英国自20世纪90年代开始了自上而下的医养结合改革历程。

一、背景

医疗与社会照顾整合在英国得到快速发展，与英国当时特殊的经济、社会背景有重要关系。

（一）英国老龄化历史背景及养老体系现状

英国于1930年进入老龄化社会，65岁以上的老年人口占总人口的比例达7.2%，是继法国和瑞典之后世界上第三个老龄化国家。但英国老龄化的发展速度明显快于法国、瑞典和美国，至1975年，英国老年人口占总人口比例达到14%，相比1930年翻了一番。至2020年，英国老年人口占比18.51%。据预测，至2040年英国65岁以上老年人口占比将升至24.2%，85岁以上老年人口也将大幅增加，16~64岁劳动人口比例将下降至58%，意味着劳动人口养老压力大幅上升。

另外，英国老年人健康问题依然未得到显著改善。研究表明，在19个发达国家的个人健康寿命年排名中，英国仅位居第12位。老年人的生活自理能力、照护需求满意度、慢性病指标等问题依然存在。在老龄化的严峻趋势和老年人健康问题的迫切驱使下，英国政府不断在老年人医疗服务与保险制度上做出及时调整，以适应社会需求。

英国是世界上最早建立社会保障体系的国家。在17世纪工业革命初期，英国就颁布了《伊丽莎白济贫法》（1601），经历了由民间互助组织到民营保险

感谢台湾阳明大学陈亮恭教授对本章内容撰写提供的指导。

公司再到国家政府接管社会保险的发展过程。在20世纪30年代经济危机后，英国建立了正式的全民社会保障制度。英国于1946年颁布实施《国家卫生服务法》（National Health Service Act），经过了逐步完善的曲折的发展过程，目前已经形成相当成熟的卫生服务体系和适用于老年人的社区照护服务体系。据统计，英国95%的老年人照护工作在社区进行。

（二）医养结合发展历程

依据1946年《国家卫生服务法》与1948年《英国国民救助法》（National Assistance Act），医疗服务划入国家卫生服务（national health service，NHS）的职责范围，接受中央直接财政支持，而社会照顾服务则由地方政府承担，根据当地需要和情况自行决定收入及服务的标准。医疗和社会照护处于分割的“双轨制”状态。由于筹资和运营方式的不同，NHS与地方政府分割供给的服务难以适应及满足老年人连续性医疗与照护的需求。同时，国民卫生服务内部除涉及全科服务、医院急诊服务外，同样也涉及社区卫生服务、精神卫生服务等多个体系和服务机构。多种体系中服务内容的交叉会导致在诊疗过程中出现重复服务的问题，进而导致资源浪费，增加额外成本，影响服务效率。近年来英国人口结构的变化、日益增长的照护需求和资金约束增加了国民健康和社会照顾系统的压力。据统计，2011年第一季度—2016年第二季度，英国急性住院人数增加了14%；2010年8月—2016年11月，转诊延迟的情况增加了76%。为减少急性住院、转诊延迟等问题，英国进行了一系列改革以促进医疗与社会照护服务的整合。

由于管理层级和筹资水平不同、服务界限不明，NHS与地方社会照护部门之间的关系紧张，阻碍了英国推进医养结合的进程。因此，英国整合卫生与社会照护方面的重心在于改善政策环境，促进NHS与地方社会照顾部门之间的协调合作。

二、关键政策与改革措施

1.《国家卫生服务与社区照护法案》（National Health Services and Community Care Act） 1990年撒切尔政府颁布《国家卫生服务与社区照护法案》，将医疗与照护两类服务内容与性质进行了明确区分。此外，对地方政府社会服务部门与国家卫生服务两部门进行协调，以解决长期住院患者存在的问题。患者的照护责任转交给社会服务部门，由社区提供相应护理并给予技术支持。对于此项变革，由于医疗技术上的要求超出传统社区照护的承受能力，导致服务之间出现“踢皮球”现象，社会服务部门对此消极对待，而医院的态度一直很积极。医疗服务和社会照护服务在机构间和专业间因边界问题一直存在冲突，而不是合作和协调。在此之后，英国的医疗改革和政策研究开始注重发展两部门间的“伙伴关系”，这一关键词在多项研究和政策报告中频繁提及。

2.《新国家卫生服务体系》（The New NHS） 1997 年布莱尔政府颁布《新国家卫生服务体系》，目的在于促进国家卫生服务体系与其他部门合作，打破医疗服务与社会照护之间的界限，改变原有的分割状态，向患者提供整合照护，由此形成中期照护（the intermediate care service，ICS）机制。中期照护以老年人从急性期出院至回归家庭这一时间段的健康照护需求为关注点，由不同单位（医院、基层、公卫、社会福利）的专业人士共同参与，搭建了医院与家庭之间的桥梁，为老年人提供高质量的护理服务，尽可能降低住院率或提高出院率，帮助老年人早日返回社区和家庭，实现独立生活。

3.《健康法》（Health Act） 1999 年颁布的《健康法》首次在法律层面保证地方政府与 NHS 之间的紧密协作，提出医疗服务和社会服务在战略计划、服务协调、服务提供 3 个层面的联合工作，并提出了合并预算、协调责任者和整合提供者。

4.《老年人国家健康服务框架》（National Service Framework for Older People） 是英国第一个特别针对老年人照护的整合型十年计划，旨在通过照护标准的建立，降低医疗卫生服务及长期照护服务提供的差异，确保老年人能够获得公平、高品质及整合性的医疗和长期照护服务。

5.《健康和社会照护法案》（Health and Social Care Act） 2001 年，地方政府和 NHS 机构将社会护理、心理健康或初级保健服务整合到称为护理信托（integrated care trust）的单一组织中。

6. 整合照护试点计划（Integrated Care Pilots） 2009—2012 年，英国卫生部鼓励和支持地方健康和社会照护组织在英格兰 16 个地点进行整合医疗试点。试点项目整合了组织内和组织间的服务，主要针对患有多种长期疾病的老年人。

7.《健康和社会照护法案》（Health and Social Care Act） 于 2012 年开始实施。设立了健康和福利委员会（Health and Wellbeing Boards，HWBs），其职责是鼓励医疗和社会照护服务的整合性投入；要求 NHS 和部分临床执业联盟（clinical commissioning groups，CCGs）促进整合，以提高服务质量或减少不平等；明确 NHS 作为监管机构在医养结合中的责任，即有责任消除障碍，并考虑如何在符合患者利益的情况下提供整合照护。

8.《整合照护：我们的共同承诺》行动纲要（Integrated Care：Our Shared Commitment）　2013 年，英国卫生部和 12 个国家合作伙伴承诺采取“紧急和持续的行动”，承诺要在 2018 年使联合和协调的医疗保健系统成为常态。

9.《2013 年国民财政支出审查报告》（Spending Review 2013）　政府将加强地方服务之间的合作作为 2013 年支出的主要目标，目标是在降低医疗成本的同时保持服务质量。宣布成立更好照护基金（better care fund，BCF），并提出 BCF 需要 CCGs 和地方政府至少筹集 38 亿英镑，以促进由地方健康和福利委员会监督的综合工作。

10. 整合照护和支持先锋项目（Integrated Care and Support Pioneers）　2013 年 11 月，英国卫生部和国家合作伙伴启动了 14 个整合照护和支持先锋试点，于 2015 年 4 月推出了第二批 11 个试点。目的是提高照护质量和成本效益，为那些同时需要 NHS 和地方政府服务的人提供照护。

11.《NHS 五年展望》（NHS Five Year Forward View）　呼吁在预防和公共卫生方面彻底升级，采取将照护从医院转移到离家更近地方的护理模式。提出新型照护模式计划（new models of care programme），根据未来 5 年的展望，推出 7 种新的照护模式，并在 50 个先锋地点进行试验。

12.《2014 年照护法案》（The Care Act 2014）　要求地方政府促进医疗和护理服务的整合，这将促进老年福祉，提高照护质量，防止失能导致照护需求的增加。

三、体系现状

（一）组织架构

传统上，英国医疗服务由英国国家医疗服务体系 NHS 主导，社会保障养老服务由地方社会服务部门主导。改革初期，英国政府成立联合委员会来负责协调 NHS 和地方政府，提供多样化方案，提升地方政府的领导能力和改革积极性，同时协调地区卫生部门和社会服务部门，以期实现医疗服务与社会照护服务之间的无缝衔接。2012 年实施《健康和社会保健法案》后，设立 HWBs。2014 年五年展望计划后，卫生部调整了工作重点。2015 年 12 月，在曾经负责管理整合筹资系统的更好照护基金委员会（Better Care Fund Board）的基础上成立了整合伙伴关系委员会（Integration Partnership Board），对正在进行的整合改革工作进行监管。另外，还成立了 NHS 五年展望委员会，包括预防委员会、国家信息委员会、人力资源委员会、国家质量委员会、创新照护模式咨询委员会及患者与社区动员委员会，共同负责医养结合各项目的监管和评估工作，并下设更好照护基金执行组，负责协调分管更好照护基金的活动。英国的医疗与社会照顾整合体系组织架构如图 5-1 所示。

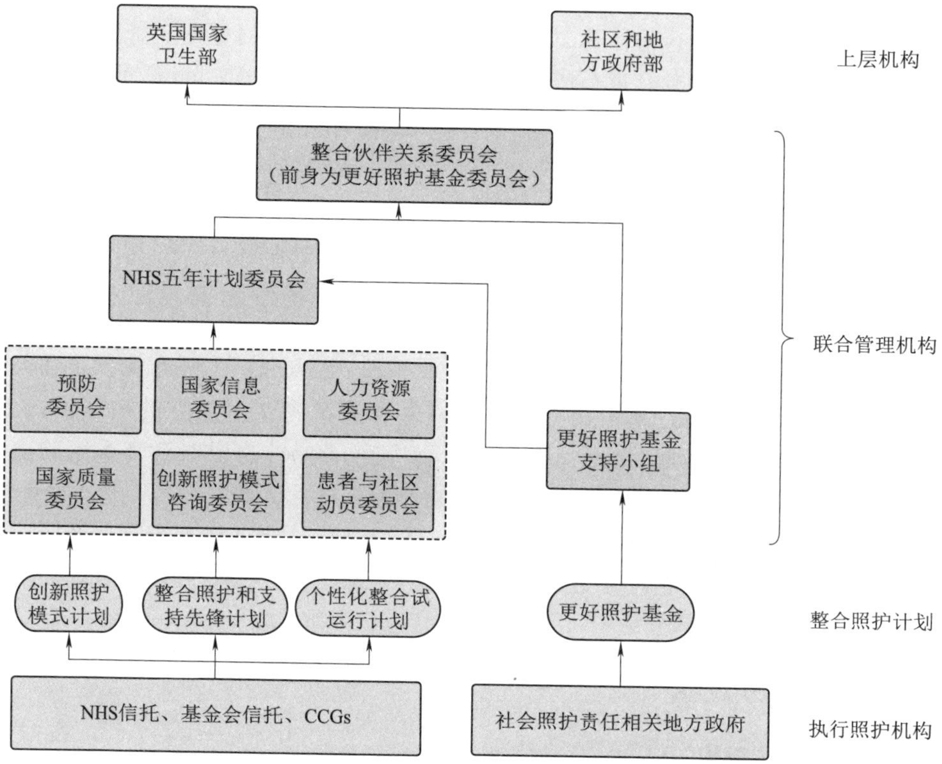

图 5-1 英国医疗与社会照顾整合体系组织架构

（二）资金来源

英国 NHS 提供的医疗服务资金来源于税收，老年人完全免费。而照护服务资金来源是以政府和老年人个人共同支付的，根据经济收入评估情况确定自付比例，收入越多，自付比例越高。医养结合整合资金以成立服务基金等方式提供，如更好照护基金。这项基金是一个卫生和社会服务的联合预算池，是卫生部与社区和地方政府部两个部门的联合项目，用来为卫生和社会照护服务提供单一汇集预算，以便在当地更紧密地合作；旨在为老年人和残疾人士提供更好、更配套的服务，让他们远离医院，避免长时间住院。该基金于2015—2016年生效，要求地方卫生机构和地方政府汇集现有资金，制订综合服务和减少医院压力的联合计划。预算为38亿英镑，包括从CCGs资金中划拨34.6亿英镑、来自社会服务资本基金的1.34亿英镑和伤残机构基金的2.22亿英镑，后两部分资金直接从中央政府支付给地方政府。一些地方选择了筹集超过最低要求的资金，最终BCF筹集的资金总额达到53亿英镑。这项基金由CCGs和地方政府共同组成的HWBs来申请，NHS设置了一系列的项目标准，只有符合标准的医养结合项目才可以申请资金支持。

（三）服务模式

英国医养结合模式注重以患者需求为中心，《国民财政支出审查报告》及《五年展望》中都分析了患者的医疗卫生需求。由于英国各地区文化、医疗及社会服务基础差异较大，很难形成统一的服务模式。因此，英国政府鼓励各地自行探索并实践适合本地的医养结合服务模式，这一点与我国的做法非常相似。英国的全科医生系统发展较为完善，但老年照护需要较为专业的人员和服务供给，仅凭全科医生无法满足老年人复杂的医疗和照护需求。因此，目前英国各地实践应用较为广泛的医养结合模式为以全科医生为主导的跨学科社区服务团队（multispecialty community providers，MCPs）。

医养结合的跨学科团队不同于临床多学科会诊团队，而是指包含社会工作人员在内的以全科医生为中心的医养结合照护团队，可依托全科医生的电子病历系统识别并管理有住院风险的老年患者，与公立医院共同满足老年患者的医疗和照护需求。例如，英格兰西南地区德文郡城市托贝（Torbay）为老年人组建了以社区为基础的多学科团队，旨在提高老年人的护理质量，减少评估次数，缩短转诊时间，提高老年人生活自理能力及缓解公立医院住院人数压力等。托贝的整合涵盖了纵向（医院-家庭）和横向（跨学科团队）的整合，除照护协调员、社区护士、作业治疗师、物理治疗师、社会工作者等直接服务提供者组成的多学科团队外，家庭医生、医院、家庭护理作为流动性的服务提供者，由照护协调员联系并提供服务以满足老年人复杂的健康需求。老年人通过照护协调员这一联系点，可以获得包括治疗师、社会工作者和护士在内的照护服务及紧急情况下的紧急响应服务。这一办法几乎消除了急性医院向社区转诊患者的延误，大大减少了地区综合医院和社区医院每天平均占用的床位数（1989—1999年750张床位减少到2008—2009年528张床位），保证了当地老年人口的急性期床日低于英国的平均水平（英国65岁及以上人口每1000人有25个急性期床日，而整个西南地区平均每1000人有2778个急诊床日）。

英格兰各地开展的英国老年综合照护项目（Age UK）是英国重要的老年人整合照顾计划，希望通过系统性改变，将医疗、社区照护及志愿服务串连，以社区为中心为患有多种慢性病、有反复住院风险的老年人提供医疗和非医疗个性化支持的创新组合。该项目的工作人员和志愿者成为全科医生领导的多学科团队成员，为服务对象量身定制照护计划，并在当地社区提供必要的支持。自2012年以来，该项目一直在康沃尔郡进行，2015年又新增了8个站点。项目实行以来在改善老年人福祉、减轻卫生和保健系统压力、增强老年人与社区之间联系等方面取得了一些成果。项目中期在康沃尔郡对300多名老年人的调查结果显示，自项目实行以来，住院人数减少了31%，其中非计划住院人数减少了26%，20%被支持的老年人愿意继续作为志愿者参与项目帮助其他老年人，社会照护的经济负担降低了8%。

以基层保健为基础的跨学科团队模式也是英国启动“整合照护和支持先锋项目”以来各地出现的最主要的医养结合模式。据英国审计部门报告，超过80%的CCGs参与了“整合照护和支持先锋项目”中跨学科模式或住院风险患者识别及管理的相关工作。该项目由英国卫生部及全国合作组织于2013年启动，旨在提高不同需求人群的照护质量，改善成本效益，并计划到2018年使整合和协调的医疗与照护规范成为标准。

除跨学科团队模式外，NHS在2014年发布的《五年展望》中还提出了基层医疗和急性照护系统（primary and acute care systems，PACS）、紧急护理网络、护理院内健康促进等整合模式的展望。PACS主要目的为加强院外照护，包括允许医院在贫困地区外设全科医生诊所，甚至在发展的下一阶段，多学科社区团队日益成熟后可接管地区综合医院运营。最好情况下，PACS或可根据授权的预算，对患者的所有医疗需求承担责任，类似于西班牙、美国、新加坡等国家正在出现的责任医疗组织。紧急照护网络是为缓解综合医院急诊压力，实现更加可持续的照护模式而设计，包括更恰当地利用初级保健、社区精神卫生团队、救护车服务和社区药房及全国379个紧急护理中心，发展相互联系的医院网络，适当资助和整合健康危机服务等。护理院内健康促进指当地的NHS和地方社会服务部门合作，利用更好照护基金创造的机会，促进地方NHS医疗系统和当地护理院间的合作，开发可行的、新的共享支持模式，包括医疗审查、药物审查和康复服务，使护理院内患者获得更积极的健康和康复支持，提高生活质量，避免再次入院。

（四）问题和挑战

英国国家审计部门在2016年发表的整合照护审计报告中分析了英国医养结合发展的现状和成果，提出英国虽然已经在医养结合领域取得了一些进展，但在更好照护基金等项目实施过程中，仍存在一些问题阻碍整合进程，主要集中于以下几个方面。

1. 财政方面 英国为公民提供免费医疗服务，进而鼓励了医院活动，这一机制与试图通过整合减少医院活动的本地社会照护系统相抵触。公费医疗机制消耗了大量可用于增加社区护理能力或预防工作的资源。

2. 劳动力方面 卫生和地方政府部门的工作文化差异、专业上的固有成见及不同的条款和条件仍然是整合和发展的障碍，尤其是在社区和家庭护理方面，人才引进和维持仍然是一个重要问题。国家质量委员会（National Quality Services）的数据显示，居家护理的人才空缺率高20%，而提供食宿的社区护理的人才空缺率则高达11%。NHS的劳动力统计数据表明，2009—2015年，地方上护士的数量下降了41%。

3. 信息治理方面 政府对于医养结合信息治理相关规则的解释尚不到位，各医疗及护理机构仍然不确定数据共享的法律要求，这对于整合照护仍然是一种障碍。另外，整合项目监管者们缺少合理有效的评估机制，很难通过不同的护理环境跟踪患者并比较成本，确定整合是否节省了资金。例如，在整合照护和支持先锋项目的实施阶段，各地的工作重点逐渐侧重于满足一小部分有重大疾病老年人的健康需求，而在其他目标人群中难以推进。由于缺少评估机制，无法明确这一项目是否可以获得显著的健康效益，是否能够降低成本，因此难以评估项目实施的效果如何，阻碍了试点经验在其他地点的传播，并有可能造成资金和资源的浪费。

四、主要经验借鉴

英国虽然建立社会保障体系较早，医疗服务提供体系也较为完善，但医疗和社会照护两种服务长期割裂的状态使医养结合进程遇到了许多阻碍，其面临的问题与我国医养结合实践中面临的问题多有重合，其取得进展的成功经验也对中国目前医养结合的发展具有重要的借鉴意义。

1. 调整支出预算，整合医养资金 在英国医养结合的实践中，资金的扶持是推动改革进程不可缺少的重要路径。英国每阶段的支出审查有权利提出对国家支出调整的思考与建议，如2013年支出审查报告中提出的更好照护基金，从NHS预算中分拨资金以支持推进中央与地方提供的服务整合。院外整合照护的发展减少了急性入院患者人数，缓解了公立医院压力，节省了医疗健康领域的总体支出。

2. 探索评估机制，量化效果指标　英国医养结合出现的劳动力不足等障碍早在2003年医养结合初期就已存在，但监管部门没有相应有效的工作流程来汇总、监管和评估各种整合计划，也没有评估在这些障碍方面各地出现的优秀解决方法。

3. 完善电子病历系统，打破信息壁垒　英国依托全科医生的电子病历系统，建立了老年人照护风险识别机制，可以对不同风险和照护需求的老年人进行分级，节约照护资源。同时还可以实现多学科团队照护者之间、不同医疗机构之间的信息共享。

4. 鼓励试点先行，以点带面推动改革　英国近年来进行了一系列的试点计划，鼓励各地探索适合本地的医养结合模式，如整合照护和支持先锋项目等。中央政府从主导者的身份逐渐转变为支持者和监管者的身份，可以减少传统部门间隔阂造成的整合阻力，更好地激励创新，以点带面逐渐推动改革的进程。

5. 设立联合管理机构，统筹协调医养结合发展进程　英国目前的医养结合工作由国家卫生部和地方政府部门联合成立的整合伙伴关系委员会负责统筹协调，各医养结合计划实施需定期提交报告给委员会以评估实施效果。成立委员会有益于及时对各地医养结合模式的实施进行监督和建议，统筹医疗卫生资源分配，集合医养结合领域研究成果，将大大推进医养结合进程。

6. 组建跨学科团队，从患者需求出发　我国也面临着与英国相同的老龄化问题，老年人的健康需求常涉及临床、护理、精神卫生、康复理疗等各个方面，学科范围广，照护难度高。英国自推行医养结合以来注重以患者需求为核心，在各地组建了形式各异的社区多学科团队，以满足老年人复杂的健康和照护需求。在美国、加拿大、澳大利亚等国家，跨学科团队也是主要的医养结合模式。

参考文献

[1] National Audit Office. Health and Social Care Integration[G]. Available

at:http://www. renfrewshire. gov. uk. Accessed March 12,2021.

[2] Goodwin, Nick; Dixon, Anna; Anderson, Geoff; Wodchis, W. Providing integrated care for older people with complex needs[G]. The King's Fund (2014). Available at: http://www. kingsfund. org. uk/publications/providing-integrated-care-older-people-complex-needs. Accessed March 12,2021.

[3] WODCHIS W P, DIXON A, ANDERSON G M, et al. Integrating care for older people with complex needs: key insights and lessons from a seven-country cross-case analysis[J]. International journal of integrated care, 2015, 15(6): e021. DOI: 10. 5334/ijic. 2249.

[4] Department of Health and Social Care. Improving integration of services-The Health and Social Care Act 2012[G]. Available at:https://assets. publishing. service. gov. uk/government/uploads/system/uploads/attachment_data/file/138268/C3. -Factsheet-Promoting-better-integration-of-health-and-care-services-270412. pdf Accessed March 12,2021.

[5] NHS. NHS Five Year Forward View. [G] Available at: https://www. england. nhs. uk/public-ation/nhs-five-year-forward-view/ Accessed March 12,2021.

[6] Age UK. Integrated Care Services-Bringing together leaders to transform services and outcomes for people living with long-term conditions. [R] 2015. Available at: https://www. ageuk. org. uk/contentassets/004fdd0c29354e4aae82ef1c9656b115/integrated_care_programme. pdf. Accessed January 26,2022.

第六章 澳大利亚老年整合照护体系

一、背景

澳大利亚于 1937 年步入老龄化社会，2020 年老年人占比 15. 4%。满足数量庞大的老年人照护需求，为他们提供专业的照护服务，成为人口老龄化过程中面对的一项重大挑战。澳大利亚老年人疾病负担主要归因于慢性病：冠心病（12. 7%）、阿尔茨海默病（7. 7%）、慢性阻塞性肺疾病（6. 2%）。随着老年人口规模的不断扩张，高龄和失能老年人的规模将持续攀升，慢性病对老年人的健康威胁不断加剧，近半老年人处于某些形式的功能损伤状态，具有复杂的医疗需求和长期照护需求。文献报告指出，若缺乏出院后承接的老年照护服务，澳大利亚老年人计划外再入院率约为 25%。为应对老年人复杂的医疗和照护的双重需求，改善老年相关服务质量，促进健康老龄化、积极老龄化，澳大利亚卫生系统建设了全方位、连续性、多层次的老年医养服务体系。

澳大利亚老年医疗服务体系是以区域为基础，以基层为依托的多层次紧密结合的医疗服务体系。澳大利亚出台了多项倡议，促进医院和全科医生的对接，也通过联邦政府和州政府之间的协议支持各类整合照护类型，如在全国范围建立了 31 个联邦政府社区基层卫生联盟（primary health network, PHN）和州政府及医疗保健之家项目（health care homes initiative），汇集全科医生、医疗专家、执业护士、医技人员等成员组建多学科团队，为当地居民提供整合的、以患者为中心的医疗服务和健康促进服务，也为当地老年照护服

感谢澳大利亚国立老龄化研究所安德鲁·吉尔伯特（Andrew S Gilbert）博士对本章内容撰写提供的指导。

务提供支持，较好地满足了老年人的医疗、照护需求。澳大利亚新南威尔士州也开始探索整合照护体系，并推出统一健康（Healthone）计划，整合联邦政府资助的全科医生项目和州政府资助的基层社区卫生保健服务，以机构共置、枢纽-辐射、虚拟服务整合3种主要模式，建立更为全面有效的基层卫生保健体系，如德鲁伊特山统一健康模式（healthone Mt Druitt）。此外，澳大利亚全民健康保障制度中的医疗福利计划（medical benefits schedule，MBS）和药品福利计划（pharmaceutical benefits scheme，PBS）为全体国民提供免费的门诊、住院、药品、社区卫生及老年护理服务等医疗保障，居民的私人医疗保险也可作为这一保障制度的补充。

同时，澳大利亚也建设了与医疗服务体系相对分离又有效衔接的老年照护体系（即长期照护体系）。澳大利亚是全球最早设立老年照护专职部门的国家之一，老年照护部门设在联邦卫生署下面，各级政府部门、非政府组织负责筹资、管理和提供老年照护服务。老年照护服务主要分为机构型照护服务和社区居家型照护服务两种类型。澳大利亚政府强调长期照护应尽可能在家或社区进行，以降低照护成本，节约政府开支，因此澳大利亚政府把发展社区居家照护作为一项基本政策，并根据老年人需求设立医养结合服务包，服务范围包括但不限于临床医疗护理、个人照护、家政家居、交通援助服务等。根据老年照护服务的复杂性和特殊性，2013年澳大利亚政府提出了“以客户需求为导向”（consumer-directed care，CDC）的服务理念，于2015年开辟了专门面向老年人的服务网站“我的老年照护”（My Aged Care），基于该网站对全国老年照护体系进行统筹管理。

二、 医养服务体系现状

（一）体系架构

澳大利亚医疗服务主要由州政府和地方政府负责提供资金和服务监管，包括基层卫生服务和医院医疗服务，其中医院医疗服务为老年人提供急性、亚急性医疗服务，而基层卫生服务则以全科医生为代表组建多学科团队提供“守门员”性质的医疗服务。澳大利亚整合照护的结合点主要是基层卫生服务体系，一方面是基层卫生服务体系与次级卫生服务体系（医院医疗服务体系）整合，另一方面是基层卫生服务体系与老年照护系统整合。医院医疗服务和基层卫生服务主要通过全科医生来进行协调转诊，而老年照护服务主要为联邦政府筹资资助的医养结合服务包，既可以承接医院医疗服务后需要基本康复和长期照护的老年人，也可以与基层卫生服务提供者合作，共同为机构、社区居家老年人提供“医、康、养、护”服务（图 6-1）。

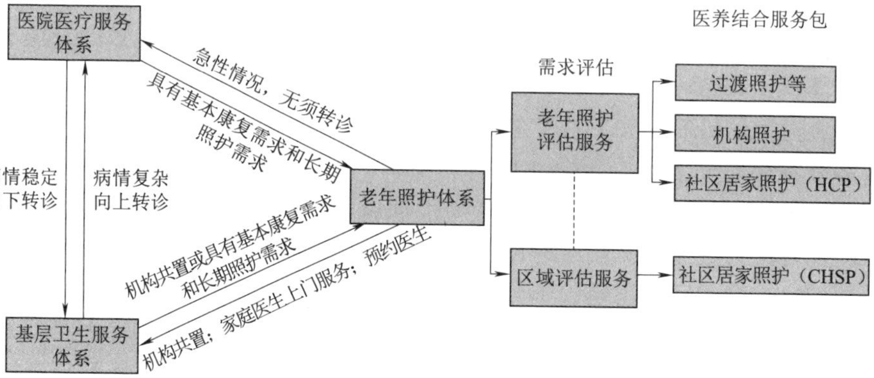

图 6-1　澳大利亚医养服务模式

注：HCP，家庭照护套餐；CHSP，英联邦家庭支持方案。

（二）管理体系

澳大利亚医疗卫生体系和老年照护体系是“服务连接、分开管制”运作模式，医疗卫生体系和老年照护体系相对独立，前者主要由州卫生署提供资金并进行管理，后者则由联邦政府进行统一管理（图 6-2）。

澳大利亚的医疗服务由各州政府进行资金供应和具体规划实施，联邦政府向州政府提供资金补充及进行顶层设计，2011 年根据《国家卫生改革法》（National Health Reform Act），联邦政府建立了独立医院定价局（Independent Hospital Pricing Authority，IHPA），其功能为计算和交付公立医院服务的年度国家有效价格（national efficient price，NEP），以活动为基础的成本计算制度使公立医院的价格更加透明，有助于提高公立医院服务提供的效率，并与国家卫生绩效管理局（National Health Performance Authority，NHPA）和卫生保健安全和质量委员会（Australian Commission on Safety and Quality in Health Care，ACSQHC）合作，确保公立医院的定价、质量监管和绩效措施相互补充，并为医疗服务机构提供强有力的国家框架。

澳大利亚联邦卫生署中有 1 名副部长负责老龄化和养老服务工作，下设老年照护政策改革、老年照护服务准入、老龄化和老年照护服务 3 个司局，每个司局又分别下设 2～5 个处室（共计 11 个处室）。2019 年 1 月，新成立的老年照护质量和安全委员会（Aged Care Quality and Safety Commission，ACQSC）正式运行，该委员会由原老年照护质量监督局发展而来，原来的老年服务投诉委员会和卫生署老年照护监管职能陆续并入该委员会。该委员会负责制定老年照护服务标准，在全国范围内对机构照护和社区居家照护服务进行质量审核，通过明访暗查、咨询、培训等形式帮助各类服务商提高合规性和服务质量，同时受理照护服务投诉等。

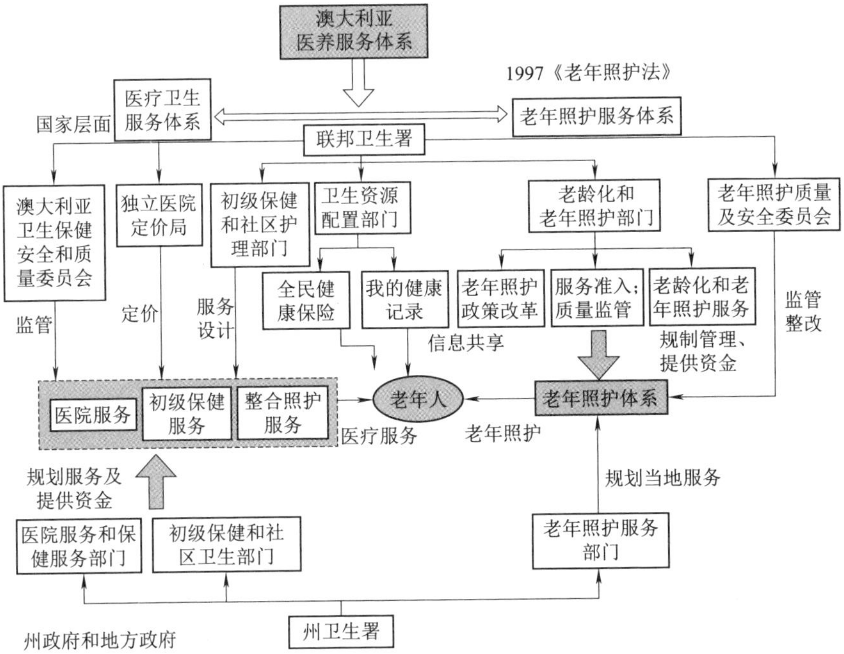

图 6-2　澳大利亚医养服务管理体系

（三）筹资支付

澳大利亚老年照护服务的筹资渠道包括政府税收（联邦、州、地区和地方政府）、非政府组织（慈善机构、宗教和社区团体）及接受照护者的个人自费，澳大利亚老年照护支出 98%来自政府部门高税收。自 2013 年以来，澳大利亚政府支出逐年上升，支出最多的服务类型为机构养老服务；2018—2019 年，澳大利亚政府在老年照护方面共花费 199 亿美元，66%用于机构养老，共资助近 30 万老年人（图 6-3）。

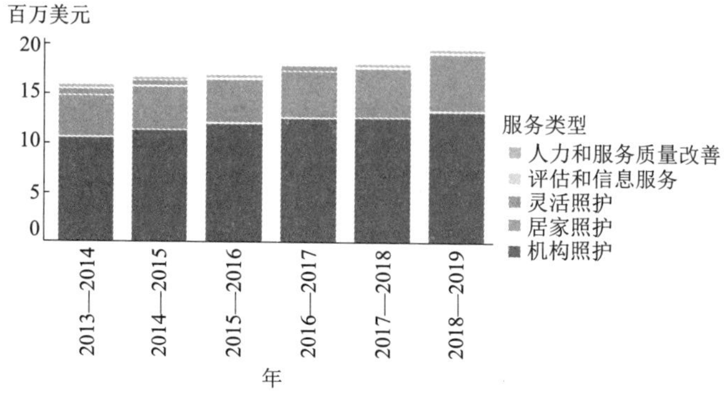

图6-3　澳大利亚老年照护支出分类

（数据来源：Australian Institute of Health and Welfare. https: //www. gen-agedcaredata. gov. au/Topics. ）

（四）服务类型

老年照护服务提供经历了一个从“政府统管到下放市场”的过程，同医疗服务体系一样，政府负责监管，服务提供者公私并存，充分利用了市场机制和竞争选择机制，有效避免了服务不匹配、效率低下等问题。

1. 老年照护服务入口——独具特色的老年照护评估制度　老年人在获得任何老年照护服务之前都须在“My aged care”网站上注册并完成“我的老年照护评估”，初步筛选后根据了解信息，老年人将会被推荐至区域评估服务（regional assessment service，RAS）或更全面的老年照护评估服务（aged care assessment service，ACAS），评估目的为确认老年人照护需求和照护服务类型，并与老年人共同制订照护计划。

（1）RAS：该评估服务往往由非专业人员在老年人家中开展，评估内容为家庭及社区参与和支持、老年人健康状态和照护需求复杂性及老年人个人养老意愿。根据评估内容判断老年人是否能够获得英联邦家庭支持方案服务的资格或需要转向更高层次的ACAS评估。

（2）ACAS：相较于RAS，ACAS面向具有更复杂照护需求的老年人，提供更为专业化、多学科化、全面化的评估服务。ACAT老年照护评估团队（aged care assessment term，ACAT）由老年科医生、注册护士、社会工作者、理疗医师、职业治疗师、心理咨询师等组成。评估团队对老年人进行全方位的评估，包括老年人的医疗状况、身体状况、认知/行为能力、社会因素、物理环境因素、个人养老意愿及非正式照护者的情况等方面。在评估基础上，指导老年人获取不同类型的老年照护服务，并与老年人共同制订照护计划。

2. 老年照护医养结合服务类型　根据老年人的照护需求，澳大利亚目前建设的老年照护服务类型主要包括机构型照护服务、社区居家型照护服务及灵活养老照护服务，并建立了健全的老年照护评估团队，承担老年照护体系“守门员”一职。老年照护服务根据服务类型和老年人经济状况对应不同的支付方式，机构型是根据老年照护支付工具（The Aged Care Funding Instrument，ACFI）个性化评估个人需求以对应机构补贴比例；社区居家型是根据各服务类型进行成本计算，定价拨款支付；此外，若老年人需要照护服务包以外的服务类型，将由澳大利亚卫生署下设的独立法定职位老年照护定价专员（aged care pricing commissioner，ACPC）进行审核批准。

（1）机构型医养结合服务：当老年人由于自理受限等原因不能继续待在社区或家中时，可以进入养老院。根据老年人保健需求，养老院提供高、低两种水平的照护服务。有的养老院提供单一水平的照护服务，有的养老院根据老年人不断增长的服务需求，提供多层次、连续性的照护服务。当老年人能够自己散步或者走动时，只需要接受低水平的照护服务即可。低水平的照护服务包括个人生活照护服务（如帮助穿衣、吃饭和洗浴等）、提供住宿和支持性服务（如洗衣服、打扫卫生等）及其他专业的医疗服务（如物理疗法）。大多数提供低水平照护的养老院配有护士，方便老年人接受照护服务。高水平的照护服务是由注册护士或在注册护士的监督下为不能独立生活的老年人提供的 24 小时照护服务。服务内容除低水平照护服务外，还包括更加专业的医疗服务，如理疗、职业治疗、娱乐疗法等。

（2）社区居家型医养结合服务包：为独立性较差但通过照护可以维持社区居家养老的老年人提供服务，包括入门级老年照护——英联邦家庭支持方案（Commonwealth home support programme，CHSP）、高级别老年照护——家庭照护套餐（home care packages，HCP）。CHSP 旨在为体弱的老年人提供相对低强度（少量）的单一服务或少数服务，他们只需要少量的援助或支持就能保持独立，继续安全地生活在自己的家中。HCP 是介于 CHSP（仅提供相对少量、短期的照护和支持服务）和机构养老（高强度照护服务）之间的服务类型。HCP 通过计划提供协调一致的服务包，帮助有复杂照护需求的老年人独立生活在自己家中，根据 ACAT 评估的照护需求分为 4 个级别：基本照护、低级照护、中级照护和高级照护。HCP 的服务主要体现在 3 个方面：①保持健康和独立性，如个人照护、临床护理等；②安全居家，如家务援助、辅助器械提供等；③社区服务，如辅助出行、社会支持等。

（3）灵活照护：根据老年人需求灵活安排服务地点和服务类型，主要包括3种类型：过渡照护服务（transition care）、短期恢复性照护（short-term restorative care）和喘息照护服务（respite care）。其中过渡照护作为澳大利亚医养服务体系发挥无缝衔接功能的重要服务类型，是医疗服务体系和老年照护体系的中间过渡服务环节，整合了医疗服务体系中的功能康复服务和老年照护服务体系中的生活照护服务，使出院老年人能够及时接受康养服务，为之后制订老年照护计划留足时间，有效避免反复出入院等情形的发生。

1）过渡照护服务：是有目标导向、时间限制的，提供12周以内的出院后康复服务，通过及时、安全、连续、有效的过渡照护，维持和改善老年人身体和认知功能，提高老年人独立生活能力，促进功能恢复，同时帮助老年人及其非正式照护者制订长期照护计划。服务内容包括：①制订照护计划，服务提供者与老年人或其家人根据出院计划、ACAT的评估结果共同制订医疗照护计划；②个案管理，协助患者进入过渡期照护规划，并协助患者根据病情需要提供转介服务；③康复服务（如物理治疗、营养支持、言语治疗等），由注册护士提供临床护理、个人照护等。

2）短期恢复性照护：服务提供商评估照护需求，并组建一个整合照护的队伍为老年人提供8周以内的照护服务，帮助老年人克服日常生活遇到的困难，促进功能恢复，保持独立性，避免进入不必要的长期照护服务。

3）喘息照护服务：每年不超过63天的临时照护时间，根据需求评估，提供任何上述服务类型，是对家庭非正式照护者的支持。

3. 医疗系统对老年照护系统的补充

（1）家庭病床服务：澳大利亚建立了以全科医生为医疗资源的“守门人”制度。除急诊外，居民患病时先到全科医生处就诊，由其决定患者的初步诊疗方案，或转诊至专科医院和综合医院，并接纳患者从上级医院出院后的社区康复。如果有必要，全科医生也到家里或养老机构探视老年人。此外，澳大利亚州卫生系统还建设了家庭医院，提供急性医疗替代服务，使老年人在家中就可以享受家庭医院护士提供的护理服务。

（2）远程医疗服务：指通过视频会议的形式在卫生专业人员和患者之间提供临床咨询交流，看病流程同线下就诊一致，包括线上预约挂号、线上测试、排队等候、线上就诊，虽然无法提供即时的医疗服务，但可为行动不便的老年群体提供便利。

（五）老年医养结合的人力资源体系建设

多学科服务团队是老年整合照护的重要支撑，需要多个类别专业人员的加入。澳大利亚在社区建立了多学科服务队伍，为老年人提供全方位、多层次的服务。职业类型包括：①全科医生，负责常见的慢性病和症状较轻的老年急性疾病的诊治，并根据情况判断是否向上级医院转诊；②护士，负责护理和疾病观察；③物理治疗师，负责老年人的活动能力锻炼等；④职业治疗师，负责评估患者日常生活活动能力及解决日常生活存在的困难和风险问题；⑤语言治疗师，对语言障碍和吞咽功能障碍的患者进行针对性训练，改善患者营养及吞咽困难问题；⑥社会工作者，了解患者生活中存在的困难问题，通过交流解除患者顾虑，负责提供解决问题的方案、联系服务人员或帮助联系老年关怀场所；⑦足病治疗师，负责一般足病处理；⑧工娱治疗师，负责组织患者进行相关娱乐活动，提高老年人生活质量和交流机会；⑨咨询工作者，负责老年患者的健康咨询、医疗咨询、生活咨询、法律咨询等；⑩营养治疗师、药物治疗师、心理治疗师、社区秘书等。

澳大利亚卫生从业人员管理机构（Australian Health Practitioner Regulation Agency，AHPRA）根据2010年颁布的《国家卫生从业人员管理法》（Health Practitioner Regulation National Law）对全国范围内14个卫生专业工作者进行统一管理，并负责制定卫生从业人员执业标准及政策。2014年澳大利亚卫生人力部（已并入AHPRA）建立的国家卫生人力资源创新改革计划一直着手推动整个卫生体系和老年照护领域的变革，以期建立一个更加可持续、以客户为导向的服务体系。目前的重点涉及两个方向：其一，对医疗卫生从业人员角色的重新定义和扩大卫生职业范围，增设延伸护理人员（extended care paramedic，ECP），就地进行医疗诊治服务。其二，从4个优先领域入手，提高老年照护团队执业能力，保证照护服务质量和安全性：①建立可辅助居家老年人安全用药的团队；②老年照护机构的照护队伍建设和能力建设，根据老年人需求纳入新的照护人员，包括生活照护助手（lifecare assistant）、康复治疗师等，培训多学科团队为老年人提供协调连续性服务，并提出向医疗系统转介的指南方针；③建设早期干预功能衰退的服务团队，通过早期干预避免进入不必要的长期照护服务体系和医疗体系，减少卫生支出；④建立具备协调复杂照护能力的人才队伍（building workforce capacity for complex care coordination），改善劳动力结构，增设多种照护专业人员和照护协调人员类型，并建立伙伴关系，促进整合，以满足老年人的多种复杂照护需求。

三、澳大利亚偏远地区特殊整合方式：多功能服务计划

对于无法在经济上维持多种服务的区域、农村和偏远地区，澳大利亚政府 1993 年提出了多功能服务（multi-purpose services，MPS）计划。MPS 计划是急性医疗与老年照护的完全整合，其原理是通过集中联邦老年照护资金和州医疗资金，统一治理，机构共置，建立一支可跨急性医疗、老年照护、社区卫生界限的专业团队，以提供连续性照护，并降低运营成本。MPS 旨在：①提高照护服务的灵活性；②提供更具成本效益的老年人照护及医疗服务；③加强老年医养结合服务与社区需求的匹配和协调。

许多 MPS 始于现有医院、老年照护和社区卫生服务的整合，每个 MPS 均由州政府、英联邦政府及其他服务提供者之间的协议提供资金，以社区为中心，通过社区咨询建立。MPS 会定期制定服务提供计划（service delivery plans)，并通过社区需求的评估来规划其活动。该计划的主要优势是可以根据不断变化的社区和居民需求灵活地调整服务并重新分配资金。

在大多数州，MPS 隶属于州政府卫生部门，主要由社区委员会进行管理，不受相同服务的财务部门和管理部门限制。在老年照护和医院服务共处一地的情况下，MPS 照护人员通常具备多种技能，并能够根据需求跨急诊和老年照护的界限工作，为老年照护居民提供一定程度的临床整合，能够在养老床位上为老年人执行急诊和老年照护服务，而不必转移到其他机构。

案例

阿尔卑斯地区健康组织

阿尔卑斯地区健康组织（Alpine Health）是位于维多利亚州的一个 MPS 组织，由独立的管理委员会全权管理，小规模的治理架构使其更具灵活性，不仅是整个维多利亚北部地区的医疗服务和老年照护服务的主要提供商，还为其他地区的家庭客户提供居家养老服务。

Alpine Health 以提供全生命周期照护为目标，医疗服务覆盖从产前医疗护理、新生儿医疗护理到缓和医疗，老年照护服务不仅包括英联邦政府支持的全套老年照护服务方案，还包括公共卫生服务，如健康促进与健康教育。Alpine Health 建立了一支整合照护团队，跨不同服务边界为患者提供连续性服务。同时，Alpine Health 也是一家注册培训机构，能够培训专业且灵活的员工队伍，以跨部门提供护理。此外，Alpine

Health 还雇用照护协调员（care coordinators），他们可以联系任何客户需要的外部机构人员，还管理老年人在居家养老和机构养老之间的过渡及出入院服务，以确保整个服务的连续性。

Alpine Health 还致力于与社区合作，建立了 3 个社区卫生和咨询小组（community health and advisory group，CHAG）。CHAG 由社区代表组成，作为社区居民和 Alpine Health 的沟通渠道，定期召开会议，收集消费者的健康需求和改进建议，并进行反馈，为 Alpine Health 制订服务交付计划做参考。同时还招募组织了约 380 名社区志愿者，在社区提供多种针对老年人的社会支持和社交活动。

作为 MPS 计划的一部分，Alpine Health 也为提供整合服务建立了多渠道筹资来源，如联邦政府老年照护资金、维多利亚州政府医疗资金、政府补助、社区捐款、培训收入，并根据当地需求灵活调整使用。

四、小结与启示

澳大利亚以高福利国家定位支持医疗保健、社会福利的可及性与公平性及价值导向，卫生服务筹资渠道以政府高税收为主，社会保障体系比较健全，有全民覆盖的医疗保险、养老保险和最低生活保障。澳大利亚政府注重卫生绩效及价值，长期使用一系列指标，如预期寿命、死亡率和发病率等，监测澳大利亚人民的健康状况，并利用卫生绩效框架进行评价。

澳大利亚的卫生系统被认为是世界上最好的卫生系统之一，人均寿命居世界第五，98%享受机构型老年照护服务的老年人感到安全、有尊严、医疗需求及时得到满足，80%老年人对 HCP 医养结合服务包表示满意。许多服务由国家、州和地区政府共同资助和提供。澳大利亚医疗卫生和老年照护体系具有服务连接、分开管制的特点，联邦政府主管的老年照护服务和州政府主要负责的医疗服务在地方层面进行整合，并匹配以多学科团队和家庭医疗、照护服务团队，以政府管制、公私共存、市场化运作的模式为当地老年人提供全面便利的医养服务。而在偏远、人口密度低的地区，澳大利亚以 MPS 计划提供更为灵活、整合程度更高、更具成本效益的医养结合服务。

（一）建立跨部门协调机制及共责的绩效目标

明确以需求为导向的全人照护模式为发展理念，调整财务激励措施，加强整体绩效监管，并制订了中长期发展目标。总体上，明确了四重目标：①改善人群健康；②改善卫生系统的成本效益；③改善被照护者的体验；④提高卫生人力综合素质。具体执行上，拟定 3 ~ 5 年国家级整合照顾的指导原则、长期发展策略和绩效指标，每年由第三方进行实证评估明确改进意见，以调整政策执行方向和资源配置。

（二）重视发挥基层医疗的双重作用，作为医养服务体系的基石促进医疗服务向社区居家延伸

澳大利亚的老年医养服务体系由联邦政府主导的老年照护系统和州政府主导的医疗服务系统在地方层面上进行整合提供，政府重视发挥基层医疗服务的作用，以基层医疗服务体系作为结合点，有效衔接急性医疗服务和老年照护服务，全科医生既作为医疗服务的守门员，减轻次级医疗服务体系的诊治压力；又作为老年照护服务的支持者，促使医疗服务向社区居家延伸，与老年照护提供者合作，共同为机构、社区居家老年人提供医养服务。

（三）使用标准化评估工具，建设与医疗服务体系无缝衔接的长期照护体系

澳大利亚建立统一的评估机制，使用标准化评估工具对老年人进行科学合理的评估，通过需求评估和财务评估确定 3 个照护级别：机构照护、社区居家照护、灵活照护，以及确定政府的补助金额。由政府设立网站公布居家及机构服务信息，以协助民众进行选择。灵活照护中的过渡照护作为老年照护服务体系的重要环节，与医疗服务体系无缝衔接，为老年人提供“医疗服务-过渡照护-其他照护”的合理连续、以客户为中心的医养服务，可有效减少计划外入院的情况，促进老年人尽可能地进行功能恢复，保持独立性。

（四）组建多学科协作的老年照护服务团队

澳大利亚多学科老年照护团队由全科医生、注册护士、康复医师、物理治疗师、职业治疗师等医务人员及辅助工作人员组成，其中注册护士作为老年照护体系的核心人员。以注册护士为主导的团队结合老年评估后制订照护计划，为老年人提供健康促进、基本生活照护、临床护理、康复治疗等连续性服务。同时，澳大利亚卫生署也设立了卫生从业人员管理机构，对多学科执业人员进行统一的监管、规划、改革，以构建高质量的多学科老年照护团队。

（五）“大部制”管理

澳大利亚是全球最早设立老年照护专职部门的国家之一，且老年照护部门和医疗服务部门皆隶属于卫生署管辖，对医疗服务融入老年照护体系提供支持，有效避免了医养管理分离所致的制度设计执行困境、服务衔接困难和效率偏低等问题。同时，澳大利亚也促进了医养体系中职能相近部门的逐步整合，如整合老年服务投诉委员会和原老年照护质量监督局，成立老年照护质量和安全委员会，从而避免政府部门职能交叉、多头管理等问题，进而提高行政效率，降低行政成本。

（六）因地制宜，鼓励各地探索整合照护新模式

地方政府在权限下，设定整合照护创新示范专案，并提供特定基金支持跨部门参与，创新整合模式并进行相应的政策制订及资金安排。同时，积极鼓励社区利益相关者参与，建立团结和互信的伙伴关系。

参考文献

[1] Australian Bureau of Statistics. National, state and territory population[EB/OL]. (2020-03-18)[2021-11-17]. https://www.abs.gov.au/statistics/people/population/national-state-and-territory-population/sep-2020.

[2] FINLAYSON K, CHANG AM, COURTNEY MD, et al. Transitional care interventions reduce unplanned hospital readmissions in high-risk older adults [J]. BMC Health Serv Res, 2018, 18(1):956.

[3] 陈红敬,饶克勤,钱军程. 澳大利亚应对人口老龄化的社会支持体系分析[J]. 老龄科学研究,2014,2(5):74-80.

[4] 赵薇. 澳大利亚的社区老年照护服务[J]. 中国卫生资源,2008(6):299-301.

[5] Australian Government, Independent Hospital Pricing Authority[EB/OL]. [2021-11-12]. https://www.directory.gov.au/portfolios/health/independent-hospital-pricing-authority.

[6] 赵洁. 养老服务监管的国际经验及启示[J]. 社会政策研究,2019(2):22-34.

[7] Australian Institute of Health and Welfare. Spending on aged care[EB/OL]. ([7] 2021-04-27) [2021-11-17]. https://www. gen-agedcaredata. gov. au/Topics/Government-spending-on-aged-care.

[8] Australian Government Department of Health, The Aged Care Funding Instrument[EB/OL]. (2021-04-30) [2021-11-12]. https://www. health. gov. au/initiatives-and-programs/residential-aged-care/funding-for-residential-aged-care/the-aged-care-funding-instrument-acfi.

[9] 陈红敬,饶克勤,钱军程. 澳大利亚应对人口老龄化的社会支持体系分析[J]. 老龄科学研究,2014(5):74-80.

[10] My aged care. Home Care Packages[EB/OL]. [2021-11-12]. https://www. myagedcare. gov. au/help-at-home/home-care-packages.

[11] 刘腊梅,林蓓蕾,张振香. 澳大利亚老年人过渡期护理及对我国的启示[J]. 中国实用护理杂志,2014,30(36):22-24.

[12] 杜丽君. 社区家庭医生服务模式优化研究:以宁波市江东区为例[D]. 浙江:宁波大学,2016.

[13] ACT Government. Hospital in the Home (HITH)[EB/OL]. [2021-11-12]. https://health. act. gov. au/services/hospital-home.

[14] 刘前桂,赵双燕,黄永军,等. 澳大利亚的老年社区卫生服务[J]. 中华老年医学杂志,2008,27(1):74-75.

[15] TROVE. Expanded scope of practice and aged care workforce reform progress report[EB/OL]. [2021-11-12]. https://trove. nla. gov. au/work/190039159?selectedversion = NBD52718003.

[16] GILBERT A, OWUSU-ADDO E, FELDMAN P, et al. Models of Integrated Care, Health and Housing: Report prepared for the Royal Commission into Aged Care Quality and Safety(2018-08-13)[2021-11-17]. https://doi. org/10. 26181/5ff67526a028e.

[17] Australian Institute of Health and Welfare. Quality in aged care[EB/OL]. [2021-11-17]. https://www. gen-agedcaredata. gov. au/Topics/Quality-in-aged-care.

[18] 戴付敏,陈瑞云,王靓. 澳大利亚医院-社区-居家老年照护服务现状及启示[J]. 中国老年学杂志,2018,38(14):3571-3574.

实践篇

第七章

中国老年整合照护的政策、发展现状与未来展望

近年来，中国政府在老年整合照护领域陆续出台了多项政策，取得了一定的进展成效，但同时也还面临着较多的问题和挑战。本章对相关政策进行系统梳理，旨在厘清中国老年整合照护服务相关政策的发展脉络，剖析发展现状和存在问题，为未来老年整合照护服务的政策出台和体系完善提供参考。

一、 相关政策的发展

近十年来，我国老年整合照护的相关政策主要集中在3个方面，即推进康复护理体系建设的政策、推动医养结合的政策和建立长期护理筹资保障的相关政策。

（一）康复护理体系建设相关政策

康复护理服务向上承接急性期医疗服务，向下承接居家和生活照护，在医疗和养老之间起到重要的衔接过渡作用，是整合服务体系的重要组成部分。借鉴国际经验，我国于2009年开始提出建立康复护理服务体系的政策方向。下面梳理了十余年来我国中央层面出台的相关政策（表7-1），以期提供参考。

2009年3月，国务院出台《关于深化医药卫生体制改革的意见》，提出“注重将预防、治疗、康复三者结合”的原则，即服务整合的理念。为了贯彻落实这一要求，逐步构建分层级、分阶段的康复医疗服务体系，卫生部于2011年9月出台了《关于开展建立完善康复医疗服务体系试点工作的通知》，选取了北京市、黑龙江省等14个省（区、市）开展康复医疗服务体系的试点工作，鼓励建立三级康复医疗服务体系。每个省（区、市）至少选择包含省会城市或中心城区在内的两个城市作为试点城市，以试点为中心逐步构建布

局合理、层次分明、功能完善、富有效率的康复医疗服务体系，为患者提供早期、系统、专业、连续的康复医疗服务。2012 年 2 月，卫生部进一步出台了《“十二五”时期康复医疗工作指导意见》，将康复医学发展和康复医疗服务体系建设纳入公立医院改革总体目标，提出了在“十二五”时期全面加强康复医学能力建设，与医疗服务体系建设同步推进、统筹考虑，构建分层级、分阶段的康复医疗服务体系，逐步完善功能的目标。2015 年 9 月，国务院办公厅出台《关于推进分级诊疗制度建设的指导意见》，在“建设基层首诊、双向转诊、急慢分治、上下联动的分级诊疗制度”的总目标下，进一步提出、完善“治疗-康复-长期护理”服务链，为患者提供科学、适宜、连续性的诊疗服务，引导不同级别、不同类别医疗机构建立目标明确、权责清晰的分工协作机制。2017 年 4 月，国务院办公厅出台《关于推进医疗联合体建设和发展的指导意见》，鼓励护理院、专业康复机构等加入医联体。2021 年 10 月、11 月国家卫生健康委员会办公厅先后发布《关于开展康复医疗服务试点工作的通知》和《关于开展老年医疗护理服务试点工作的通知》，各确定了 15 个省（区、市）作为试点先行先试，发挥典型示范带动作用，以点带面推动康复与护理体系建设。同时，国家卫生健康委员会还分别在 2019 年和 2021 年发布了两个“互联网 + 护理服务”的试点方案，探索护理新模式，依托互联网等信息技术，以“线上申请、线下服务”的模式为主，重点为高龄或失能老年人、出院后患者、康复期患者和终末期患者等行动不便的人群，提供医疗护理服务。

表 7-1　2009 年以来我国康复护理体系建设相关政策归纳汇总

颁布文件名	发布部门	时间	主要内容
《关于深化医药卫生体制改革的意见》	国务院	2009. 3	注重预防、治疗、康复三者结合，以维护社区居民健康为中心，提供疾病预防控制，慢性病管理和康复服务
《关于将部分医疗康复项目纳入基本医疗保障范围的通知》	卫生部	2010. 9	将一项评定项目和 8 项治疗项目纳入医保支付范围
关于印发《护理院基本标准（2011 版）》的通知	卫生部	2011. 3	在床位、科室设置、人员、房屋、设备等方面对护理院建设提出要求。提出将护理院建设纳入区域卫生规划和医疗机构设置规划，将部分现有医疗机构转型为护理院，鼓励和引导社会资本举办护理院

续表

颁布文件名	发布部门	时间	主要内容
《关于开展建立完善康复医疗服务体系试点工作的通知》	卫生部	2011. 9	鼓励建立三级康复医疗服务体系，并要求在14省进行试点。鼓励社会资本举办康复医疗服务机构，满足群众不同层次的康复医疗服务需求
《“十二五”时期康复医疗工作指导意见》	卫生部	2012. 2	将康复医学发展和康复医疗服务体系建设纳入公立医院改革总体目标，与医疗服务体系建设同步推进、统筹考虑，构建分层级、分阶段的康复医疗服务体系，逐步完善功能
关于印发《康复医院基本标准（2012年版）》的通知	卫生部	2012. 3	与1994年发布的《康复医院基本标准》对照，新标准对三级和二级康复医院的床位、科室设置、人员、场地、设备等提出更高要求
《国务院办公厅关于推进分级诊疗制度建设的指导意见》	国务院	2015. 9	完善双向转诊程序，重点畅通慢性期、恢复期患者向下转诊渠道，逐步实现不同级别、不同类别医疗机构之间的有序转诊。完善治疗-康复-长期护理服务链，为患者提供科学、适宜、连续性的诊疗服务
《关于新增部分医疗康复项目纳入基本医疗保障支付范围的通知》	人力资源和社会保障部	2016. 6	新增20项康复项目与原支付范围内的9项康复项目，一并纳入基本医疗保险B类诊疗项目管理，进一步提高参保人员康复医疗保障水平，降低个人负担
《“十三五”国家老龄事业发展和养老体系建设规划》	国务院	2017. 3	加强老年康复医院、护理院、临终关怀机构和综合医院老年病科建设；加强康复医师、康复治疗师、康复辅助器具配置人才培养，广泛开展认知知觉功能康复训练等老年康复护理服务
《关于推进医疗联合体建设和发展的指导意见》	国务院	2017. 4	鼓励护理院、专业康复机构等加入医联体。建立医联体内转诊机制，重点畅通向下转诊通道，将恢复期患者及稳定期患者及时转诊至下级医疗机构，加强医疗卫生与养老服务相结合，为患者提供一体化、便利化的疾病诊疗-康复-长期护理连续性服务

续表

颁布文件名	发布部门	时间	主要内容
《关于印发康复医疗中心、护理中心基本标准和管理规范（试行）的通知》	国家卫生和计划生育委员会	2017.10	鼓励康复医疗中心、护理中心集团化、连锁化经营，建立规范、标准的管理与服务模式。对申请举办集团化、连锁化康复医疗中心、护理中心的优先设置审批
《关于开展“互联网+护理服务”试点工作的通知》	国家卫生健康委员会	2019.2	确定北京市等6省市开展“互联网+护理服务”试点工作，创新护理模式，依托互联网等信息技术，以“线上申请、线下服务”的模式为主，重点为高龄或失能老年人、出院后患者、康复期患者和终末期患者等行动不便的人群，提供医疗护理服务
《关于坚持以人民健康为中心推动医疗服务高质量发展的意见》	国家卫生健康委员会	2018.8	落实各级各类医疗机构功能定位，形成分工协作机制，为患者提供疾病预防、诊断、治疗、康复、护理等连续服务
《关于开展康复医疗服务试点工作的通知》	国家卫生健康委员会办公厅	2021.10	确定北京市等15个省份作为康复医疗服务试点地区。重点在康复医疗服务体系、多元化服务模式、专业队伍建设及价格支付等支持政策方面积极探索创新
《关于开展老年医疗护理服务试点工作的通知》	国家卫生健康委员会办公厅	2021.11	确定北京市等15个省份作为老年护理服务试点地区，在创新多元化老年医疗护理服务模式，增加多层次老年医疗护理服务供给，开展老年人居家医疗护理服务试点，完善老年医疗护理服务的机制体制和政策体系等方面积累有益经验
《关于进一步推进“互联网+护理服务”试点工作的通知》	国家卫生健康委员会办公厅	2021.12	进一步扩大“互联网+护理服务”的试点范围，在管理制度、防控执业风险、建立医疗服务价格和医保支付政策等方面提出工作指示

在机构建设标准方面，2011年3月和2012年3月卫生部相继发布了关于印发《护理院基本标准（2011版）》的通知和关于印发《康复医院基本标准（2012年版）》的通知，在床位、科室设置、人员、场地、设备等方面对护理院和康复医院的建设提出要求，加快推进康复护理体系建设。2016年6月和2017年10月，国家卫生和计划生育委员会相继发布了《关于印发康复医疗中

心、护理中心基本标准和管理规范（试行）的通知》，制定了《康复医疗中心基本标准（试行）》《护理中心基本标准（试行）》及《康复医疗中心管理规范（试行）》《护理中心管理规范（试行）》，鼓励康复医疗中心、护理中心集团化、连锁化经营，建立规范、标准的管理与服务模式。

在保障方面，继2010年9月年卫生部等四部委发布《将部分医疗康复项目纳入基本医疗保障范围的通知》，将1项评定项目和8项治疗项目纳入医保支付范围后，2016年9月人力资源和社会保障部等五部委发布了《关于新增部分医疗康复项目纳入基本医疗保障支付范围的通知》，新增了20项康复项目，与原有9项一并纳入基本医疗保险B类诊疗项目管理，进一步提高了康复医疗保障水平。

（二）医养结合相关政策

随着我国老龄化进程加快，失能半失能和慢性病老年群体人数持续增加，老年人医疗健康和生活照顾需求叠加的趋势越来越显著。长期以来，我国养老与医疗服务及政策都处于分离状态，各成体系。国家民政部主导养老工作，目前已初步建立起“居家养老为基础、社区服务为依托、机构养老为补充”的社会化养老服务体系。但无论是家庭养老还是机构养老，都只是为老年人提供最基础的护理服务，护理人员缺乏医疗、康复、护理方面的专业知识，使老年人晚年的生活质量大打折扣；医疗服务由国家卫生健康委员会主导，目前已经建立覆盖城乡的三级医疗服务网络，特别是2009年新一轮医改以来，政府出台了家庭医生签约服务、国家基本公共卫生服务均等化、分级诊疗制度等多项强基层政策，基层医疗机构的服务提供能力得到提升，为医养结合工作打下了一定基础。

为改变以往养老与医疗服务体系相互独立的状态，满足老年人医疗与养老的叠加需求，国家推动出台了系列促进医疗服务与养老服务融合发展的政策文件（表7-2）。2013年，国务院出台《关于加快发展养老服务业的若干意见》，首次提出积极推动医养融合发展。2015年，国家卫生和计划生育委员会等部门联合发布《关于推进医疗卫生与养老服务相结合的指导意见》，明确提出了推动医养服务相结合的五项重点任务：①建立健全医疗卫生机构与养老机构合作机制。通过建设医疗养老联合体等多种方式，整合医疗、康复、养老和护理资源。②支持养老机构开展医疗服务。养老机构设置的医疗机构，符合条件的可按规定纳入城乡基本医疗保险定点范围。鼓励执业医师到养老机构设置的医疗机构多点执业。③推动医疗卫生服务延伸至社区、家庭。提高基层医疗卫生机构为居家老年人提供上门服务的能力，将符合规定的医疗费用纳入医保支付范围。到2020年，65岁以上老年人健康管理率达到70%以上。④通过特许经营、公建民营、民办公助等模式，支持社会力量举办非营利性医养结合机构。⑤鼓励医疗卫生机构与养老服务融合发展。重点加强老年病医院、康复医院、护理院、临终关怀机构建设。该文件出台之后，为了更好推动政策落实，各相关部门又出台了一系列配套政策。如2016年4月，民政部、国家卫生计生委印发了《关于做好医养结合服务机构许可工作的通知》，提出要做好医养结合服务机构许可工作，加强沟通、密切配合，打造无障碍审批环境。在具体分工上，国家卫生健康委将医养结合工作分解为36项具体任务，并规定了每项任务的负责单位，确保各项重点任务落到实处，如由国家卫生健康委、民政部牵头，财政部、国家发展和改革委员会、人力资源和社会保障部、工业和信息化部、国家中医药管理局配合，在有条件的地区规划建设一批医养结合试点项目。2017年国务院印发《“十三五”国家老龄事业发展和养老体系建设规划》，提出建立“居家为基础、社区为依托、机构为补充、医养相结合的养老服务体系”。医养结合成为养老服务体系建设的目标之一。

表7-2　我国整合医养服务的相关政策

颁布文件名	发布部门	时间	主要内容
《关于加快发展养老服务业的若干意见》	国务院	2013.9	积极推进医疗卫生与养老服务相结合
《关于推进医疗卫生与养老服务相结合的指导意见》	国家卫生和计划生育委员会等	2015.11	正式落实医养结合的相关要求，进一步推进医疗卫生与养老服务相结合，明确提出了推动医养服务相结合的5项重点任务
《关于做好医养结合服务机构许可工作的通知》	民政部、国家卫生和计划生育委员会等	2016.4	明确医养结合服务机构许可工作，提出了4点工作要求，打造“无障碍”审批环境
《医养结合重点任务分工方案》	国家卫生和计划生育委员会等	2016.4	明确了医养结合的工作重点及负责单位
《关于遴选国家级医养结合试点单位的通知》	国家卫生和计划生育委员会等	2016.5	启动国家级医养结合试点工作，并随即遴选确定了90个试点城市，探索建立符合国情的医养结合模式

续表

颁布文件名	发布部门	时间	主要内容
《关于推进家庭医生签约服务的指导意见》	国务院等	2016.5	加快推进家庭医生签约服务，不断完善签约服务内涵，建立健全签约服务的内在激励与外部支撑机制
《“十三五”国家老龄事业发展和养老体系建设规划》	国务院	2017.3	明确提出要建立居家为基础、社区为依托、机构为补充、医养相结合的养老服务体系
《关于深入推进医养结合发展的若干意见》	国家卫生和计划生育委员会等	2019.10	着眼试点地区的一些堵点、难点，立足医养结合发展实际，坚持问题导向，提出5个方面15项政策措施，深入推进医养结合发展

《关于推进医疗卫生与养老服务相结合的指导意见》出台后，国家随即遴选确定了两批共计90个国家级试点城市对医养结合模式进行探索，但试点城市也逐渐显露出医养衔接难、配套政策不完善、服务质量不高等问题。因此，2019年10月，国家卫生健康委等部门联合发布《关于深入推进医养结合发展的若干意见》，旨在深化医养结合体制机制改革，打通医养结合的“最后一公里”。该文件着眼于制约医养结合发展的堵点、难点问题，坚持以问题为导向，提出强化医养衔接、推进“放管服”改革等政策措施，深入推进医养结合高质量发展。

此外，家庭医生签约服务作为社区居家医养结合模式的重要支撑受到关注。2016年，国务院医改办、国家卫生和计划生育委员会等七部委联合出台《关于推进家庭医生签约服务的指导意见》，将老年人作为服务的重点人群，要求家庭医生为签约老年人提供基本医疗、公共卫生和约定的健康管理服务，包括转诊预约、就医指导等常规服务及家庭病床、远程健康监测等个性化服务。

从政策演变的角度，我国学者将医养结合政策的发展主要分成3个阶段。第一阶段（2013—2014年）由国务院主导，主要是顶层设计阶段，明确了医养结合的重要性和大方针。第二阶段（2015—2016年）是由国家卫生和计划生育委员会主导的任务规划阶段，主要明确了整合医养服务发展的具体方向和各部门分工。第三阶段（2017年之后）是由国家各相关部门主导的细则落实阶段，这阶段发布了如《关于做好医养结合机构审批登记工作的通知》《关于全国医养结合典型经验的通报》《关于开展医养结合机构服务质量提升行动的通知》等较多更具针对性的政策，对试点地区的先进经验进行了阶段总结，为医养结合的推进和下一步试点工作提出更明确的任务。

（三）长期护理筹资政策

改革开放以来，中国逐渐建立起了较为完善的多层次医疗保障体系，截至2019年底，全国参加基本医疗保险的人数达13.5亿人，参保率稳定在95%以上，医疗保障全民覆盖的目标基本实现。针对老年人的医疗保障网也已也形成，2015年《第四次中国城乡老年人生活状况抽样调查成果》显示，城乡享有医疗保障的老年人比例已分别达到98.9%和98.6%。但社会医疗保险仅覆盖基本医疗服务，长期照护等服务尚未纳入保障范围，难以满足老龄化趋势下的现实需求。

借鉴国际经验，中国于2010年后开始探索建立长期护理的有关筹资保障制度，相关文件如表7-3所示。2013年出台的《国务院关于加快发展养老服务业的若干意见》提出，健全医疗保险机制，鼓励老年人参加健康保险、长期护理保险、意外伤害保险等人身保险。2015年《国家“十三五”国民经济与社会发展规划》正式提出探索建立长期护理保险制度。2016年6月，人力资源和社会保障部出台《关于开展长期护理保险制度试点的指导意见》，开始了长期护理保险制度的试点工作。在全国范围首批选取了15个试点城市，探索建立以社会互助共济方式筹集资金、为长期失能人员的基本生活照顾和与基本生活密切相关的医疗护理提供资金或服务保障的社会保险制度。2020年9月，国家医疗保障局与财政部联合发布《关于扩大长期护理保险制度试点的指导意见》，在原有15个试点城市及吉林、山东两个重点联系省份的基础上，新增14个试点城市，试点期限为2年，进一步探索长期护理筹资支付机制。长期护理保险失能等级评估标准是长期护理保险待遇享受和基金支付的重要依据。2021年8月3日，国家医疗保障局办公室会同民政部办公厅印发了《关于印发〈长期护理失能等级评估标准（试行）〉的通知》，是试点工作开展5年多来首个全国统一的长期护理失能等级评估标准，对评估指标、评估实施和评估结果判定做了规定，旨在更好地保障失能人员公平享有长期护理保险待遇的权利，更好地规范和精准提供长期护理服务。

除建立社会性的长期护理保险外，《“十三五”国家老龄事业发展和养老体系建设规划》等文件也提出鼓励保险公司开发商业性长期护理保险产品。

表 7-3　我国长期护理筹资的相关政策

颁布文件名	发布部门	时间	主要内容
《关于加快发展养老服务业的若干意见》	国务院	2013. 9	提出健全医疗保险机制，鼓励老年人参加健康保险、长期护理保险、意外伤害保险等人身保险
《国家“十三五”国民经济与社会发展规划》	全国人民代表大会	2016. 3	首次提出要探索建立长期护理保险制度
《关于开展长期护理保险制度试点的指导意见》	人力资源和社会保障部	2016. 6	在全国范围首批选取了 15 个试点城市，探索建立以社会互助共济方式筹集资金、为长期失能人员的基本生活照顾和与基本生活密切相关的医疗护理提供资金或服务保障的社会保险制度
《“十三五”国家老龄事业发展和养老体系建设规划》	国务院	2017. 2	鼓励商业保险公司开发适销对路的长期护理保险产品和服务，满足老年人多样化、多层次长期护理保障需求
《关于扩大长期护理保险制度试点的指导意见》	国家医疗保障局、财政部	2020. 9	在原有 15 个试点城市及吉林、山东两个重点联系省份的基础上，新增 14 个试点城市，试点期限 2 年，进一步探索长期护理筹资支付机制
《关于印发〈长期护理失能等级评估标准（试行）〉的通知》	国家医疗保障局、民政部	2021. 8	提出试点地区开始试行长期护理失能等级评估标准，以此确定参保人是否可以享受长期护理保险待遇。这一评估标准是综合性评估指标体系，由日常生活活动能力、认知能力、感知觉与沟通能力 3 个一级指标和 17 个二级指标组成，并对评估主体、对象、流程等做出规定，最后将采用组合法对失能等级进行判定

二、现有进展

（一）康复护理体系建设进展

虽然政府已出台多项政策鼓励康复机构和专业护理机构的建设，但目前我国这类机构的数量增长仍然非常缓慢。截至 2019 年，全国只有 706 家康复机构和 628 家专业护理机构（表 7-4）。有学者认为，医疗保险对急性后期康复与护理服务的覆盖范围有限是阻碍这类机构发展的主要原因。

在床位和人员配置方面，2011—2018 年，我国的康复床位从 2011 年的 8 万张增加到 2018 年的 25 万张，年复合增长率为 16. 6%。康复床位增长速度虽然可观，但人均配置水平仍然较低。截至 2018 年底，中国每千人口康复床位仅 0. 18 张。2018 年中国康复医师数为 3. 61 万名，康复治疗师数量约为5 万名。截至 2020 年康复医院注册护士仅有 2 万余名，尚存在人员配备缺口。人才短缺也是制约康复护理体系建设进展的一大原因。

表 7-4　全国各年份康复护理机构数量

年份	康复机构		专业护理机构	
	总数量	非公立机构（%）	总数量	非公立机构（%）
2010	268	118（44. 0）	49	27（55. 1）
2011	301	155（51. 5）	60	38（63. 3）
2012	322	173（53. 7）	75	53（70. 7）
2013	376	214（56. 9）	105	84（80. 0）
2014	396	230（58. 1）	126	104（82. 5）
2015	453	289（63. 8）	168	143（85. 1）
2016	495	332（67. 1）	240	208（86. 7）
2017	552	400（72. 5）	349	312（89. 4）
2018	637	485（76. 1）	477	432（90. 6）
2019	706	545（77. 2）	628	571（90. 0）

注：数据来源于中国国家卫生健康委员会. 中国卫生统计年鉴。

（二）医养结合的进展

我国通过试点先行，在养老和医疗服务的整合和协同方面摸索出了不同的发展模式，并取得阶段性实践成果。根据开展医养结合的机构类型，目前基本形成了医中设养、养中设医、医养合作 3 种医养结合模式。除试点地区开办的公立机构外，我国也出台多项政策支持社会办医养结合，探索医养结合市场化运作模式，并大力推广智慧医养模式，以信息化手段支持医养服务的开展。截至 2020 年底，全国共有两证齐全的医养结合机构 5857 家，两证齐全的医养结合机构床位数达到 158. 5 万张，超过 90%的养老机构都能以不同形式为入住的老年人提供医疗卫生服务。

1. 医疗卫生机构与养老机构合作机制初步建立　经过实践探索，目前形成养老机构与医疗机构之间的合作共同体主要有两种方式。一是养老机构与就近的医疗机构（包括基层与综合性医疗机构）签订合作协议或建立转诊机制，由医疗机构通过巡诊、访视等形式为养老机构老年人提供综合的医疗服务及转诊转院服务。例如，贵阳市第三人民医院发挥老年病专科医院优势，与贵阳市康园老年公寓等养老机构签订合作协议，安排专业医护人员进驻养老机构开展医疗服务。另一种是形成医养联合体，即多个医、养服务机构之间签署合作分诊转诊协议，这种模式下往往是由一个较高等级的综合性医疗机构提供诊疗、住院服务，并以需求为导向促进老年人在各医疗机构和养老机构之间互联互转。2012 年，郑州市第九人民医院联合河南省 36 家养老机构发起成立了河南省老年医养协作联盟，联盟之间形成完善的双向转诊机制，定点医院定时、定期去养老机构随诊、义诊，更高医疗需求的患者则通过绿色转诊通道进入医院治疗，痊愈或好转后再送回养老机构。老年人的医养需求能在联盟内得到“一站式”满足，实现养老机构和医疗资源的整合和共享。

2. 养老机构开展医疗服务　目前，我国多地的养老机构能够根据服务需求和自身能力，按照服务标准建立相应的医疗卫生机构，如医务室、康复医院、护理医院、安宁疗护机构等，并配备专业的医护人员，实现养老机构医疗服务内部化，为老年人提供连续性的医养结合服务。小型养老机构常内设医务室或护理站，如浙江平湖市钟埭街道金色年华钟溪照护中心设立诊室、治疗室和处置室，为养老服务中心入住老年人提供健康诊疗服务、疾病医治服务和大病康复服务等。而服务能力更强、服务资源更丰富的养老机构则会通过在养老社区内设立医院的形式对养老服务体系形成有效补充。例如，由泰康保险公司兴建的北京燕园养老社区不仅为老年人提供社会生活类的照护服务，还开设燕园康复医院，院内分设康复医学中心、老年医学中心和健康管理中心，全方位地为老年人提供“防、诊、康、养”服务。

3. 医疗卫生机构与养老服务融合发展　实践中，有多地探索在统筹规划的基础上支持医疗资源丰富的地区将部分二级公立医院转型为老年医院、护理院，或者开设老年科，或设立一个附属的养老机构。例如，河北省曲周县中医院通过在院内设立托老康复楼为入院老年人提供医疗护理、康复、健康管理、生活照顾、精神慰藉等服务；并设立医养摇摆床制度，在不变动老年人床位的基础上根据老年人状况提供所需的医养服务。大庆油田总医院集团让北医院由于医院的医疗收入持续减少，该院在充分调研的基础上以“老年病诊疗、临终关怀”为发展方向，以“医养结合、康复并重、全程照顾”为服务原则，新建治疗养护区、康复养护区和康复活动大厅，向康复医院转型。转型后，床位闲置率下降，业务收入增加，成效显著。

4. 医疗卫生服务延伸至社区、家庭　社区居家层面的医养结合也在逐步推进。政府大力发展家庭医生签约服务，由社区卫生机构的家庭医生团队向社区老年人提供健康体检、慢性病管理、上门巡诊、家庭病床等服务。2017年全国家庭医生签约人数达4.3亿，老年人等重点人群签约率达到60%。针对慢性病、失能老年人开展上门巡诊，建立家庭病床也促进了居家老年人的医养结合。例如，上海市目前是中国建立家庭病床最多的城市。截至2019年，上海市约有7.2万张家庭病床。家庭病床的服务项目包括巡诊、检查、基础护理、康复、中医、药品、指导评估、安宁疗护8项。家庭病床收治患者中以60岁以上老年人为主，比例达95.75%，其中80岁以上老年人占52.89%，病种主要为心血管疾病、脑卒中、慢性支气管炎、晚期肿瘤及骨折。一些地区在社区建设养老照护中心或养老驿站，通过与社区卫生服务机构合作的形式融合医养服务。例如，2016年，北京市启动了养老服务驿站试点工作，鼓励驿站通过合作或机构整合为老年人提供医养结合服务。松榆里社区养老服务驿站和潘家园第二社区卫生服务中心建立起了医养结合资源共享模式。驿站借助潘家园第二社区卫生服务中心特色的远程实时医疗服务平台“叮咚健康”，使签约老年人在家中就能享受专属家庭医生“一对一”的健康管理、远程查房、用药指导、健康咨询、特色健康课堂等服务，专属家庭医生和子女在手机客户端可实时查看老年人的血压、血糖等数据。社区卫生服务中心的医护人员每日巡诊，每周两次义诊，针对特殊的老年群体还提供预约上门出诊服务。截至2020年，北京市已规划建成1005个类似的社区养老服务驿站。

5. 社会力量兴办医养结合机构　由于中国大力推进在医养领域发挥社会力量的作用，这一阶段无论机构照护还是社区居家照护，市场都在积极地参与。许多保险公司、地产公司开始发展养老业务，新建医养结合机构。截至2019年底，已有11家商业保险公司在长三角地区进行医养一体化社区的规划和建设，总投资达千亿元，如中国平安投资170亿建设浙江桐乡平安社区、中国太平投资40亿建设上海梧桐人家社区。此外，公私部门合作（public pricate partuership，PPP）也成为一种比较普遍的模式，根据财政部全国PPP

综合信息平台项目库数据显示，2017 年 8 月有 307 个养老 PPP 项目被公示，其中医养结合类项目占 42.1%。一些互联网 + 公司也在积极探索居家护理、网上家庭医生等业务，如优护万家、平安好医生等。

6. 智慧医养服务模式　是相对于传统养老服务模式的升级和创新，主要在完善的医保制度和信息共享的基础上，利用互联网思维来改变传统的医养结合服务模式。搭建智慧医疗养老服务平台，通过线上结合线下的网格化服务网络及智能终端设备的投用，将医院的医疗服务全方位地引入老年人的日常生活中，实现老年人的基本诊疗信息、养老信息的全面互通互联。目前，国家工业和信息化部、民政部与国家卫生健康委已联合发布四批开展智慧健康养老应用试点示范名单，不断推动着智慧健康养老产业的发展和应用推广。

（三）长期护理保险制度的进展

2016 年起，15 个城市开始开展长期护理保险制度试点。2018 年，15 个试点城市覆盖包括老年人在内的群体达到 6360 万人，共 25.5 万名参保人员享受了长期护理保险待遇，人均基金支付 9200 元。2020 年长期护理保险制度试点城市（区）扩至 49 个。截至 2021 年，全国 49 个长期护理保险试点城市参保人数达 1.34 亿人，累计享受待遇人数 152 万人。

试点对长期护理保险的制度模式进行了探索。试点城市目前主要有两种筹资模式：一类无须缴费，直接通过医保基金划转、财政补贴和福彩公益金补助，另一类则需要在此基础上进行部分的个人缴费和单位缴费。覆盖人群主要包括城乡居民医保（部分城市限制为 60 岁以上人群）和城镇职工医保参保人群。保障人群主要是重度失能人员，有的地区将中度失能人员也纳入保障范围。保障服务范围有的地区以医疗护理为主、兼顾生活照顾（如吉林省长春市），有的以基本生活照顾为主（如江苏省南通市）。给付方式则以实物给付为主（包括医疗机构、养老机构、社区和居家照护等），也有少部分地区采取了现金给付的形式。

长期护理保险为护理服务提供了稳定的资金来源，促进了服务供方市场的发育及医养服务的整合。在试点地区，长期护理保险促进了老年护理机构数量及床位数的增长，以及多层次医疗护理服务模式（如上门护理、家庭医生、社区日间集中照护、养老机构照护和住院医疗护理等）的发展。例如，作为第一批开始长期护理保险试点的青岛市，长期护理保险的建立刺激了青岛市社会性专业护理机构的发展，目前青岛市定点护理机构 816 家，民营机构占87%，承担了95%以上的服务量，形成了民营护理服务机构为主体的照护服务平台，并初步形成了良性竞争、品牌聚集和连锁效应等特点。

长期护理保险制度试点典型地区相关情况见表7-5。

表7-5　长期护理保险制度试点典型地区相关情况

指标	长春市	南通市
保障对象	城镇职工基本医疗保险、城镇居民基本医疗保险参保人员	市区（崇川区、港闸区、市经济技术开发区）范围内的职工基本医疗保险和居民基本医疗保险的参保人员
筹资方式	职工医保：个人账户缴费、医保基金统筹结余居民医保：医保统筹基金划转	个人缴费、政府财政补助、医保统筹基金划转、多渠道筹资
给付形式	服务	服务、现金
给付标准	城镇职工基本医疗保险补偿比例为90%，城镇居民基本医疗保险补偿比例为80%	医疗机构照护报销60%，养老机构照护报销50%，社区居家照护报销1200元/（人·月）
保障内容	长期医疗护理服务	基本生活照顾和与之密切相关的部分医疗护理服务
服务提供	机构照护	医疗机构长期照护、养老机构照护、社区居家照护
服务类别	床位费、护工劳务费、护理设备费、护理日用品、舒缓治疗费	床位费、照护服务费、护理设备费、护理耗材费等

注：资料来源于《老年健康蓝皮书：中国老年健康研究报告（2019）》，社会科学文献出版社。

除国家试点外，商业保险机构也在积极参与长期护理保险制度的试点。有调查显示，2014年中国有6家公司开展长期护理保险业务，在售产品约55个。截至2020年我国已开展试点工作的15个城市中，有13个城市由商业保险公司参与经办，覆盖人口超过4000万人。商业保险公司发挥服务网点众多、服务团队专业、信息系统完备等优势提供经办服务，既减轻了政府负担，提升了长期护理保险制度的运行效率和质量，又为参保群众提供方便快捷的护理服务，为长期护理保险制度探索积累了一定的经验。但商业护理保险市场同样也存在产品价格高、产品特色不明显等痛点，特别是与寿险、养老保险、医疗保险等商业保险产品相比，商业长期护理保险的规模较小，在2018

年健康险5448亿元市场中仅占不到3%。

（四）组织管理机构的改革

2018年以前，原国家卫生与计划生育委员会主管医疗服务，民政部主管养老服务，医养结合工作由原国家卫计委计划生育家庭发展司负责与民政部协调推进，人力资源和社会保障部办公厅社会保险司负责长期护理保险的试点推进工作。2018年国务院机构改革，国家卫生健康委新组建成立老龄健康司，成为老年整合照护服务领域最重要的主管部门，承担起了包括组织拟定协调落实应对老龄化政策措施，负责推进老年健康服务体系建设和医养结合工作的职能，发挥资源整合协调作用。同年5月，国家医疗保障局挂牌成立，作为中国历史上首次在国家层面出现的独立医疗保障机构，在行政设置上与新组建的国家卫生健康委员会平级，同为国务院直属机构。国家医疗保障局整合了多部门的职责：人力资源和社会保障部的基本医疗保险及长期护理保险、国家卫生健康委的新型农村合作医疗、国家发改委的药品和医疗服务价格管理、民政部的医疗救助，为医养结合筹资支付制度的完善提供了强有力的组织管理保障。

三、经验

（一）自上而下的推动

中国医养结合政策的推行是典型的“自上而下型”，即从党中央国务院层面，首先明确医疗与养老服务结合的方向。接下来由国家卫生健康委员会、民政部等部委出台政策文件，明确发展目标、规划、重点任务、部门职责，并颁布试点方案。国务院还通过政府行政机构的改革（成立老龄健康司、国家医疗保障局），为医养结合的推动提供组织保障。

（二）重视开展试点示范

由于医养结合在全世界范围内也是一个新的发展课题，在中国的现实条件下开展医养结合并没有现成的模式可以使用。因此，中国政府注重通过开展试点示范，对医养结合、长期护理保险制度等进行探索。中央政府确定试点的基本原则和框架，由试点地区确定具体的模式、方法、规则等。充分调动地方政府的积极性进行创新探索，其经验具有很强的外溢性。试点过程也成为凝聚共识的过程，如长期护理保险制度经过试点，社会已对其作为一项新增的独立保险制度具有了比较充分的认知和接受程度。

（三）注重发挥社会力量的作用

在老龄化的巨大压力下，中国政府很早就意识到单靠政府的力量难以解决养老问题，因此注重激活市场的力量。医养结合政策也一直鼓励社会力量参与，通过各种行政管理制度的改革减少政策和行政的壁垒，并在用地、税收、补贴等方面提供优惠政策，已经初见成效。

四、挑战

虽然我国在推动医养结合方面出台了大量政策，在实践方面也做出了不少努力，但仍然还属于刚刚起步阶段，相比医养结合或老年整合照护的理想状态而言，还存在很大差距。无论是在宏观层面，还是中观和微观层面，我国都存在较多问题和挑战。

（一）宏观层面

1. 在治理体系方面，相关管理部门之间的统筹协调机制未能有效建立

建立治理和问责机制是宏观层面推动整合的关键要素。我国当前对于医养服务的管理职能仍然分散在不同部门，部门之间的协作存在较大困难。当前，包括预防、诊治、康复、护理、安宁疗护等在内的医疗卫生服务由卫生健康部门主管，而以生活照顾为主的长期照护/养老服务由民政部门主管，还有其他老年相关服务，其管理职能分别归属于住建部门、规划部门、环境部门、教育部门等。国家卫生健康委成立了专门的老龄健康司，并将全国老龄委办公室设立在老龄健康司，这推动了老龄健康相关政策的顶层设计和制定，但其在协调各个部门推动政策的执行方面仍然缺少足够的赋权。因此，在老年整合照护服务的行政管理方面仍存在多头管理问题。医疗机构提供养老服务需要得到民政部门的许可，养老机构提供医疗服务需要得到卫生健康行政部门的许可。两部分机构在人员、管理、规制、信息之间存在较大差异和分割，难以真正建立有效的合作关系，或者在内部融合两类服务。

2. 在筹资支付方面，未能建立起连续性、整合性的支付制度　整合服务的一个重要基础是筹资支付的整合，通过汇集不同服务的资金，对于整合式服务的提供进行打包支付，提高机构提供整合服务的动力。在长期护理保险制度建立之前，我国目前对于医疗服务主要由社会基本医疗保险进行筹资支付，养老服务则主要由个人自付，政府通过补需方（失能补贴、高龄补贴）和补供方（各类养老机构建设补贴和运营补贴）的形式进行一部分财政补贴。

2016年开始试点的长期护理保险制度主要针对基本生活照顾服务及与基本生活密切相关的医疗护理服务，即以支付养老服务为主，兼顾一定的医疗服务，有针对“医养结合”服务进行支付的安排。在实际操作中，部分地区也的确由长期护理保险制度支付了一部分保障对象的医疗（包括治疗、康复、护理等）服务。但由于对“与基本生活密切相关的医疗护理服务”的范围界定不清晰，各地区做法存在很大的差异。关键问题就是类似急性后期康复、专业性护理、安宁疗护等服务由医疗险覆盖还是长期护理保险覆盖，在政策层面是不清晰的。此外，大部分长期护理保险试点地区尚未建立起保险转付通道，养老机构不能报销医疗费用，医疗机构不能进行照护费用的核算和转移支付，造成保险给付渠道堵塞。在宏观制度设计上，长期护理保险与医疗险之间的衔接仍然缺乏明确界定，且现在还没有一个地区考虑将老年照护相关的各类资金进行整合，整体打包式支付给医养结合服务提供机构。

3. 医养专业人力资源不足　医养结合、整合照护本身即多学科结合的综合性服务，需要各类专业人才。我国医养结合人才的储备比较匮乏，了解和实践医养结合的专业性服务和管理人员数量不足。一是护士在老年照护中的作用没有得到充分发挥。国外老年照护团队一般由高级实践护士担任主导角色，承担管理者、协调者、护理者、指导者、教育者和观察者等多方面的角色。而我国高级实践护士的发展起步较晚，护理人员的综合素质良莠不齐，护理团队中高级实践护士等角色较缺乏。二是缺乏个案照理员等职业人群。个案照理员在整个医养结合过程中起到至关重要的作用。在英国，个案照理员由社工或护理人员或家庭照护员（home care worker）及作业疗法师等经学习考核获证上岗。在美国，个案照理员多为保健师或社工等任职。在日本，个案照理员需要至少5年的相关工作经验，如护士、医生、社工等，在上岗前需要经过严格的培训学习和考试才能获得资格执业。而由于我国缺乏对照护管理和照护专员工作重要性的认识，普遍没有照护管理的概念和设置个案照理员的职位和岗位。三是护理员数量与实际需求相比缺口极大。按照国际标准，失能老年人的照护比例应为3∶1，按照此标准，我国目前至少需要1354万照护人员，而目前我国有认证资格的在岗养老护理员却不足40万人，大部分护理员来自家政服务公司或为社会兼职人员，照护人员数量方面存在着巨大的缺口。四是缺乏职业保障。专业的护理及康复人员的培养周期长，流动性较大；工作强度较高，且在薪酬、职称评定、专业技术培训和继续医学教育等方面无法享受与医疗机构执业人员同等待遇，导致从业者少、吸引不到优质人才且流失现象普遍；职业上升渠道尚不明朗；职业的社会认同感不高等。

（二）中观层面

1. 基层医疗卫生机构难以支撑基于社区的整合式服务　国际经验表明，基于社区的整合式服务是老年整合服务的主体和发展方向。目前，社区的养老照护机构发展普遍较为薄弱，能够参与并作为平台支持社区医养结合的主要是基层医疗卫生机构。政府也希望通过推动家庭医生签约服务来为老年人等重点人群提供健康管理、上门医疗护理等服务。但当前以公立为主的基层医疗卫生机构，由于财务上的收支两条线管理，医务人员干多干少一个样，缺乏提供服务的积极性；居家服务的价格由政府定价，上门医疗服务价格偏低，服务补偿水平不足，也导致服务提供方缺乏提供服务的动力。另一方面，由于在人员编制、分配制度、运营管理等方面的限制，公立机构很难按照提供整合服务的需求进行人才引进和资源配置，或与其他机构进行业务合作，制约了其提供医养结合服务的能力。这两点基本决定了以公立为主的基层医疗卫生机构难以作为社区整合照护的枢纽和平台，发挥服务整合的功能。

2. 医养机构运行的制度供给不到位　除医疗与养老机构之间的合作外，医疗机构提供养老服务或养老机构提供医疗服务是医养结合的主要形式，也即推动现有机构转型为医养结合机构。然而，支持机构功能转型的制度供给不足。例如，鼓励二级或一级医疗机构直接转型为康复医院、护理院等机构，但机构定位和服务内容未能进行精细化界定，其收费报销制度未能按实际医疗情况进行差异化设定，财政支持资金如何划拨、划拨多少等都尚不明确。在养老机构中提供医疗服务，通常是通过在养老机构中设立卫生室的方式，卫生室需要获得医保定点机构资格才能够得到医保覆盖，而且通常仅按照门诊医疗机构进行报销，报销水平较低。受职称评聘等政策的限制，大部分养老机构难以给医务人员提供较好职业发展路径，导致养老机构难以留住高水平的医疗、护理等专业人才。这都制约了医养结合服务的提供和有需求老年人对机构的选择。真正获得双证的机构（既是养老机构又是住院医疗机构）非常少，这些机构能够无缝衔接的医养融合，但在政府管理层面对这类机构的监管还没有形成成熟的办法。

3. 对现有医养整合模式缺乏科学评估　科学评估整合模式的效果是推动整合照护发展的重要手段。国际上对于整合照护的评估已经有较长的历史，也建立了一些相应的工具和方法。我国在推行医养结合政策过程中充分运用了地方试点的方法，也注重对试点经验的总结，但仍缺乏应用统一的工具、方法和标准对试点效果的科学评估。这就很难对于各类试点的成效进行总结和比较。而且，对试点做法背后的制度基础、组织过程、资源禀赋等缺乏深层次分析，只有在深入分析的基础上，才能论证试点经验的可复制性。对试点经验缺乏系统全面的科学分析，就使试点实践流于表面化、形式化。

（三）微观层面

1. 缺乏针对老年整合照护需求的综合评估工具　在老年整合照护中，对被照护者健康、功能状况的评估决定了照护计划的制订和照护资源的配置，是实施整合照护的基础。我国目前在老年评估工具方面的发展十分有限，大多数医养结合机构使用的评估工具较为简单，仅是类似巴氏量表、简易精神评估量表等基础性量表，无法对健康和功能的整体情况进行测量。评估结果往往仅作为照护等级确定的标准，而难以指导照护计划的制订。仅有少数机构在尝试使用 InterRAI 这样的综合评估量表。评估标准的缺乏也导致各个机构间照护服务的内容和服务标准无法统一。需求评估工具需根据本国服务体系、服务内容、保险制度等进行开发，我国在这方面仍然需要很多的研究。

2. 缺乏照护路径和操作指南等技术规范　从专业角度，老年照护结合了老年医学、护理学、康复医学、营养学、心理学等专业知识，目前的发展仍然处在初级阶段。与之相关的一些专业指南，包括照护计划的制定、照护路径、操作指南等都比较缺乏。2017 年，世界卫生组织发布《老年整合照护：针对老年人内在能力减退的社区干预措施指南》，并于 2019 年 10 月推出老年整合照护实施路径和工具包，明确提出应在社区内开展对功能减退和照护需求的筛查、提早预防和管理失能风险、快速发现照护需求人群，并提出了一系列的评估方法和干预措施。我国应充分借鉴吸收世卫组织的知识成果，对相关的实施路径和工具进行本土化。

五、 推动医养结合进一步发展的建议

中国在老龄化程度日益加深的情况下，认识到传统的医疗和养老相互独立的模式不能够适应老年人的健康需求。通过政府自上而下的推动和部门之间的合作，在机构、社区、居家层面推进医疗和养老的结合。同时，为了解决老年长期照护的资金来源问题，开始探索建立社会性的长期护理保险制度。作为一个老年人口众多的发展中国家，医疗和养老体系的建设本身还有很多需要完善的地方，推动医养结合更是一项艰巨的任务。中国已经意识到整合服务的重要性，并将其作为老年健康服务体系发展的目标。在 2016 年出台的《健康中

国 2030 规划纲要》中提出，要为老年人提供治疗期住院、康复期护理、稳定期生活照顾、安宁疗护一体化的健康和养老服务。2019 年出台首部老年健康服务体系的综合性指导文件《关于建立完善老年健康服务体系的指导意见》，提出构建“健康教育、预防保健、疾病诊治、康复护理、长期照护、安宁疗护六位一体的综合连续、覆盖城乡的老年健康服务体系”。这些政策明确了未来老年健康服务体系的发展方向，整体推动服务体系的不断整合和完善。

毋庸置疑，中国在医养结合发展过程中也面临各种困难和挑战。面向未来，要进一步推进医养的深层次融合，应从微观、中观、宏观几个层面协同发力，主要有以下几个发展的方向。

1. 重点发展社区和居家医养结合　社区应该是医养结合发展的重点和基础，首先应在社区层面上整合医疗、日常照顾、康复等照护资源，建立多学科的照护团队为老年人提供照护服务。在克服制度鸿沟和文化差异后再进行机构、系统层面上的整合。可以考虑依托政府办的基层社区卫生服务机构或者社会办的居家医养服务机构来进行资源整合。如果依托政府办的基层社区卫生服务机构，应考虑赋予基层卫生服务机构更多服务项目设立、收入分配方面的自主权，依托其家庭医生团队，整合社区养老照护资源。如果依托社会办的居家医养服务机构，则应通过更多的财政和保险支付政策给予其服务提供的激励。

2. 在社区层面设置个案管理员开展个案管理服务　纵观西方各国整合照护模式，个案管理员大都被置于整合照护的枢纽地位。个案管理员主要负责对老年人的需求进行全面评估、协调不同的照护单位与服务人员，为老年人提供转介服务及对服务质量进行监督和评估。因此，在社区层面设置个案管理员是未来我国整合照护政策体系的重要一环。

3. 开发老年照护需求综合评估工具和各类照护工具、规范指南　评估工具应能够综合评估老年人的医疗和照顾需求，连接医疗与长照系统，支持老年人在机构之间的转介。在此基础上，建立整合照护的临床路径、操作指南和服务标准等，建立服务质量评价体系。

4. 加强专业人员队伍建设的力度　应建立高级实践护士、个案管理员、照护协调员等职业体系，赋予其在整合照护中更大的责任，改善其薪酬待遇，提高职业吸引力。加强基层家庭医生标准化和一致性的老年医学专业培训，结合预防、治疗、康复等专业提升其分级诊疗及分级照顾能力；加强养老设施和社区养老组织行政管理人员的培养和能力建设等。

5. 强化对整合照护模式的科学评估，建立推广机制　对于各地开展的整合实践和各类整合照护模式，要注重加强效果的评估。收集实证证据，建立标准化的评估指标体系和评估方法，在评估基础上总结经验，判断各种模式的先进性和可推广性。

6. 建立统一的信息平台　信息整合是服务整合的基础。建设卫生、民政、社会保障等部门及一线工作者共享的老年人信息数据库。只有基于无缝衔接的、充分的信息平台，才能够系统整合各类资源提供技术和信息基础，也会降低整合政策、资源、组织成本。地方政府可利用服务信息平台提供全方位的医养结合及社区服务信息，包括服务范围、费用和质量报告，支持群众对服务进行选择并激励服务者提高质量的和效率。

7. 整合筹资支付制度　明确长期护理保险的保障范围，加强与医疗保险之间的衔接。应将医疗险与长期护理保险视为一个连续的整体，在此基础上确定各自的保障范围，加强二者的衔接。加快推进长期护理保险的扩围，在一些先进地区，探索医疗险与长期护理保险的整合机制。借鉴国际经验，通过医保和长保的支付制度改革，增强整合照护系统对于居民健康的整体责任性（accountability）。

8. 加强部门之间的协作　应考虑在国家卫生健康委员会、民政部、医疗保障局、国家发展和改革委员会、财政部等部门基础上建立部际协调机制，统筹推进医养结合。发展到一定阶段，建议通过部门整合，建立“健康福利部”或“大健康部”，在一个部门的框架下推动医疗和养老照顾的整合工作。建立国家级的老年整合服务模式及政策研究发展中心，加快国家数据库建立、照护模式评估与复制、高层领导培训和国际合作等。

参考文献

[1] 裴晨阳，胡琳琳，刘远立．我国老年健康服务政策的发展演变与未来建议[J]．中国卫生政策研究，2020，13(11)：77-82.

[2] 孙彩霞，刘庭芳，蒋锋，等．我国家庭医生相关政策发展历程与推行研究[J]．中国全科医学，2021，24(7)：765-774.

[3] 简思华，吴平，郑群，等．“老龄化”持续加剧背景下的医养结合模式再思考[EB/OL]．(2019-11-01)[2021-11-12]．https://www.pishu.com.cn/skwx_

ps/initDatabaseDetail? siteId = 14&contentId = 11328484&contentType = literature&type = % 25E6% 258A% 25A5% 25E5% 2591% 258A.

[4] 国家医疗保障局. 2019 年全国医疗保障事业发展统计公报[EB/OL]. (2020-06-24)[2021-11-11]. http://www.nhsa.gov.cn/art/2020/6/24/art_7_3268.html.

[5] 央广网. 第四次中国城乡老年人生活状况抽样调查成果发布[EB/OL]. (2016-10-10)[2021-11-12]. http://old.cnr.cn/2016csy/gundong/20161010/t20161010_523186698.shtml.

[6] 盛政,李月霞,阮艺华. 建立以功能相关分类为基础的康复住院医保支付方式的探索与思考[J]. 中国医疗保险,2018,122(11):53-56.

[7] 刘远立,郑忠伟,饶克勤,等. 老年健康蓝皮书:中国老年健康研究报告(2018)[R/OL]. [2021-11-12]. https://www.pishu.com.cn/skwx_ps/bookDetail? SiteID = 14&ID = 10610957.

[8] 健康报. 超九成养老机构能提供医疗服务[EB/OL]. (2021-04-9)[2021-11-12]. https://www.jkb.com.cn/news/industryNews/2021/0409/481537.html.

[9] 鲍印铎,谢春艳. 中国医养结合政策的理论视角,实践模式与完善路径[J]. 中国卫生资源,2020,23(3):5.

[10] 郝晓宁,任敏,黄荟深,等. 医养结合模式:政策演变、发展现状与优化建议[R/OL]. [2021-11-12]. https://www.pishu.com.cn/skwx_ps/initDatabaseDetail? siteId = 14&contentId = 11328457&contentType = literature.

[11] 嘉兴市民政局. 平湖全面启动养老机构内设医务室工作[EB/OL]. (2020-05-18)[2021-11-16]. http://mzj.jiaxing.gov.cn/art/2020/5/18/art_1630541_43150056.html.

[12] 赵玉华. 构建和谐矿区探索医养结合[EB/OL]. (2012-07-15)[2021-11-12]. https://wenku.baidu.com/view/27dc9492dd88d0d233d46a3b.html.

[13] 廖芮,张开宁,王华平,等. 我国健康老龄化背景下的医养结合:基本理念、服务模式与实践难题[J]. 中国全科医学,2017,20(3):8.

[14] 潘钰婷,尤莉莉,刘诗洋. 我国医养结合养老模式探讨[R/OL]. [2021-11-12]. https://www.pishu.com.cn/skwx_ps/initDatabaseDetail? siteId = 14&contentId = 10611394&contentType = literature.

[15] 国家卫生健康委. 国家卫生计生委基层司有关负责人就家庭医生签约服务接受“健康中国”政务新媒体采访-中华人民共和国国家卫生健康委员会

[EB/OL]. (2017-12-20) [2021-11-12].

[16]上海市统计局. 2018 上海统计年鉴[M/OL]. 北京:中国统计出版社, 2018[2021-11-12]. http://tjj. sh. gov. cn/tjnj/20190117/0014-1003014. html.

[17] 曹海涛,黄冬娟,徐学凡,等. 上海中心城区家庭病床 3 年工作量调查与分析[J]. 中华全科医学,2015,13(6):3.

[18] 央视新闻. 北京出台社区养老服务驿站管理办法 2021 年 1 月 1 日起实施[EB/OL]. (2020-12-29) [2021-11-12]. https://baijiahao. baidu. com/s? id = 1687381794130454872&wfr = spider&for = pc.

[19] 雍雨凡,白卓男,汪菁菁,等. 商业保险公司"医养结合"模式的运行研究和品牌构建——基于长三角地区调研[J]. 品牌研究,2020,33(1):4.

[20] 医养结合盈利难、购买力不足,如何突围? [EB/OL]. (2018-10-11) [2021-11-12]. https://zhuanlan. zhihu. com/p/46517052.

[21] 赵娜,邹学慧. 智慧医养结合服务模式存在的困境及其对策[J]. 经济研究导刊,2021,67(5):141-143.

[22] 孙洁. 我国长期护理保险试点的经验、问题与政策建议[J/OL]. 价格理论与实践:1-6[2021-11-12]. https://doi. org/10. 19851/j. cnki. CN11-1010/F. 2021. 08. 128.

[23] 曾令玉. 我国商业长期护理保险发展现状分析——以中国人寿、人保健康、昆仑健康、和谐健康为例[D]. 北京:对外经济贸易大学,2015.

[24] 中国金融新闻网. 加快发展商业长期护理保险构建多层次长期护理保障体系[EB/OL]. (2020-07-29) [2021-11-12]. https://www. financialnews. com. cn/bx/ch/202007/t20200729_196891. html.

[25] 张超南,孙彩霞,陈丽莉,等. 医养结合模式下护理人员面临的机遇和挑战[J]. 中华医院管理杂志,2018,34(6):454-457.

[26] 徐佩,王鸿江. 失能老年人整合照护模式探析[J]. 劳动保障世界,2019,31(27):30-32.

[27] 邢宇宙. 老年照护服务人力资源短缺问题探析[J]. 中国国情国力,2017,26(10):59-62.

[28] 张莹. 我国老年长期照护保障制度构建的几点思考[J]. 中国医疗保险,2016,14(9):38-41.

[29] 毕马威. 康复医疗趋势引领新蓝海[R]. 2020. 05. https://assets. kpmg/content/dam/kpmg/cn/pdf/zh/2020/05/rehabilitation-medicine. pdf.

第八章

老年中期照护
——北京老年医院的探索

一、背景

第七次全国人口普查结果显示，2020年我国60岁及以上人口达到2.64亿人，占总人口的18.70%，其中65岁及以上人口1.9亿人，占比达到13.50%，我国即将进入深度老龄化社会，将迎来一个更快速的人口老龄化阶段。随着疾病谱变化和人均期望寿命延长，慢性非传染性疾病发病率不断增长，国内报道社区老年人中慢性病患病率为72.1%~91.7%，共病发生率达到57.0%，患有3种及以上慢性病者为29.1%。慢病共存增加了老年患者医疗需求的复杂性，增加住院、死亡和失能的风险，增加医疗费用，降低老年人生活质量。由于老年人体弱、多病共存、日常生活能力降低等特点，传统的医疗服务模式已不能满足老年人的特殊医疗照护问题。现阶段，我国急性医疗体系发展较为完善，急性期医疗资源配置丰富，但亚急性、急性后期的中长期照护和康复护理欠缺，导致两类现象发生：一是本该转出急性期医疗机构的患者，继续待在原机构或转入其他急性医疗机构长期占床以获得康复护理，造成医疗资源浪费、急性医疗机构床位紧张和医疗费用增长；二是患者直接回家，后续缺乏科学合理的康复指导和照护服务，生活质量显著降低，错过最佳康复时机，引发功能减退、残疾甚至死亡的严重后果。因此，完善老年健康服务体系，解决急性医疗机构资源不合理占用和康复护理资源不足并存问题，既是老龄化社会背景下的健康需求，也是我国医疗服务体系的升级方向。

感谢北京老年医院宋岳涛主任对本章内容撰写提供的帮助和指导。

2000年，英国卫生署首次在官方健康照护政策中提出中期照护（intermediate care，IC）概念，其定义为一种界于老年急性期医疗服务和居家照护服务或长期照护服务之间的过渡性医疗服务，为亚急性、急性后期老年患者提供医疗、康复、护理等整合照护，帮助患者较快速地恢复，提升独立生活能力，从而实现由急性期医疗到平安返家的平稳过度。中期照护在节约医疗资源的同时给予患者最适当的照护，解决了传统医疗体系中重急性期治疗、轻急性后期康复的资源配置问题。目前，英国、美国、我国台湾等国家及地区已发展出各具特色、较为成熟的中期照护模式。构建新的中期照护服务模式，改建、扩建一批中期照护服务机构，完善急性期医疗与长期照护之间的衔接问题是我国实现健康老龄化的发展方向。

作为我国老龄化程度较高的城市，为满足老年人日益增长的多层次、多样化的健康服务需求，北京市于“十五”规划时期提出构建老年健康服务体系，并于“十二五”“十三五”时期加强建设，引领了我国老年健康服务的发展方向。2013年，北京老年医院成为“北京市老年卫生服务指导中心”，参与老年健康服务体系的规划和标准制定，推广“健康促进、预防保健、慢病防控、急危重症救治、中期照护、长期照护、舒缓治疗和临终关怀”的老年医疗卫生服务模式。经过近十年的探索，北京老年医院在发展我国中期照护模式中已积累了较丰富的经验和成果。

二、主要做法

（一）发挥技术指导职能

作为“北京市老年健康服务指导中心平台”，北京老年医院自2013年起为北京市16区的老年医疗服务机构、社区卫生服务机构和养老服务机构进行老年中期照护服务模式的推广。2014年选取东城区老年医院和房山区老年医院做老年中期照护服务模式的试点，2015年牵头制定了三级和二级医疗服务机构、社区卫生服务机构老年中期照护服务的基本标准和服务规范，有力地推动了北京市老年康复医学事业的发展。

此外，北京老年医院积极参与老年健康服务体系建设的规划和科学研究工作，起草《北京市老年健康服务体系建设规划（2013—2020）》，参与《北京市老年人权益保障条例》修订工作，组织编写老年医学论著《老年中期照护》，参与国家医学电子书包《老年医学》和国家医学统编教材《内科学·老年医学分册》《老年医学规范化培训教材》《老年专科医师培训教材》等编写工作。

（二）进行中期照护服务模式研究

医院为了进行老年中期照护服务模式的应用和推广，于2013—2015年牵头与北大三院、解放军309医院和北京市中关村医院进行了首发专项联合攻关项目《老年患者中期照护的临床对照研究》的研究，于2016—2019年牵头与北京小汤山医院、北京市隆福医院和北京市广外医院联合进行了首发专项滚动支持项目《老年中期照护服务流程和标准规范的建立》的研究，目前正从事首发专项重点支持项目《老年患者在传统与老年医疗服务模式下的临床对照研究》的研究。

（三）探索中期照护发展模式

在院内中期照护服务模式的探索上，北京老年医院面向没有必要长期入住急性期医院或有可能转变成不需入住长期护理机构的老年患者，其特点是处于亚急性或急性后期具有一定的康复潜能。中期照护服务内容以老年综合评估为基础，由多学科整合管理团队根据评估结果制定个体化的康复治疗方案，尽最大努力提升老年患者的独立生活能力，使患者回归家庭与社会，服务时限一般在2～6周。目前，院内开展中期照护的机构为老年康复科、老年康复中心、呼吸康复科和老年示范一病区，服务形式包括住院康复治疗、日间康复治疗、康复护理3类，为老年患者提供运动康复、神经康复、心肺康复、认知康复、中医特色康复等服务。

1. 老年康复科　老年康复科是院内的Ⅰ类重点学科，科室可为患者提供专业的各类常规临床康复功能评定，包括老年综合评估、运动功能评定、感知觉功能评定、认知功能评定、言语评定、吞咽功能评定等。除康复功能评定外，科室积极开展早期重症患者的康复治疗，尤其是针对存在多种问题和老年综合症的老年人开展老年病多学科整合管理。

医院在院区中心位置设置老年康复中心，由老年康复科负责管理和运营，可为全院住院患者或门诊患者提供康复治疗。该中心常规临床康复治疗项目包括物理治疗、作业治疗、言语治疗、吞咽康复、认知康复、理疗、传统中医特色康复治疗及高压氧治疗。

2. 老年示范一病区　老年示范一病区组建了一支由医生、护士、物理康复师、职业治疗师、药剂师、心理医师、营养师、社会工作者、个案管理员组成的跨学科团队，以老年综合评估为基础，集疾病诊断、治疗、护理、康复等医学干预为一体，为患者提供全方位服务。病区服务宗旨是完善慢性病用药，尽可能减少多重用药，最大限度地做到用药的安全、有效、合理和经济；最大限度地恢复肢体运动功能、身体自理能力和社会参与能力，全面提高生活质量，实现“活得长，活得好”；关注心理状况、家庭状况、经济能力、营养状况，所有的评估与干预根据个人的情况量身定制。在寻找病因、去除病因的同时，利用多种医学手段，缓解或减轻患者症状，最大限度地恢复和维持老年人脏器功能和机体运动功能，恢复老年人自主生活能力，最终提高老年患者生活质量。

3. 呼吸康复科　呼吸康复科成立于2006年，开设床位60张，共有医护人员25名，其中主任医师1名，副主任医师2名，主治医师5名。科室在呼吸系统常见病、疑难病、肺部肿瘤、间质性肺疾病、风湿免疫性肺疾病、呼吸危重症，特别是在慢性阻塞性肺疾病及其他慢性呼吸系统疾病的康复方面积累了丰富经验，设有200m^{2}呼吸康复锻炼室，配备了先进的呼吸康复器械。此外，科室设有康复之家及康复之友俱乐部，每年收治慢性阻塞性肺疾病患者近1000人，呼吸康复治疗上万人次。主要的肺康复训练项目有健康宣教、健康评估呼吸体操、胸腹式呼吸训练、呼吸肌肉功能训练、上下肢肌肉功能训练、运动心肺功能训练、营养支持、合理用药、精神心理支持和社会支持等。

4. 老年认知障碍诊疗中心　老年认知障碍诊疗中心是专门为老年认知障碍患者设立的诊疗单元，2006年成为北京市海淀区智能残疾康复技术指导中心，开设床位近100张，记忆门诊每工作日开放，另配备有认知训练室、心理评估室、音乐治疗室、怀旧大厅和占地1200m^{2}的室外训练场。中心收治需要认知功能康复训练的老年神经精神类疾病患者，包括老年期痴呆和其他脑器质性精神障碍、老年抑郁、老年谵妄、帕金森病、睡眠障碍等。其中，记忆门诊接待认知减退门诊患者，与病房建在同一区域，为记忆减退患者提供挂号、就诊、缴费、认知和躯体功能评估、参观住院病房等一站式服务。神经心理评估室为患者提供系统性认知功能、躯体活动功能、情绪和精神状态、日常生活能力评估和康复训练。室外训练场包括环形走道、休闲区、种植区、涂鸦墙等区域，康复师在此每天为老年人进行各种工娱治疗、音乐治疗、执行能力训练等，以延缓患者认知功能的衰退。

三、效果

北京老年医院开展的中期照护多学科整合管理模式较传统医疗模式在防

治疾病、功能康复和提高患者生存质量方面体现出了明显的优势，对患者的整体情况、功能恢复等方面有重要意义。一项在急性脑卒中急性期后患者中开展的研究显示，观察组患者在生命体征平稳达到出院标准后入住北京老年医院中期照护病房，由多学科整合管理团队进行老年综合评估，根据评估结果给予为期 2 周的医疗、康复、护理、用药指导、营养评估及健康教育等。与对照组比较，接受中期照护团队干预的患者 ADL 得到明显改善，且随着时间推移，改善越来越明显；中期照护对患者抑郁、认知功能改善有积极影响；患者跌倒风险得到明显改善。另一项跟踪随访急性脑卒中、急性呼吸系统疾病、意外骨折和急性心肌梗死发作患者 12 个月的研究呈现相似结果，此外，老年中期照护没有额外增加照顾者的压力，同时有减轻照顾者压力的趋势。在慢性阻塞性肺疾病急性发作老年患者中开展的研究显示，通过连续 8 周中期照护多学科团队协作，观察组患者较对照组日常生活能力提高，认知功能、精神状态、营养状况改善，跌倒风险下降，再住院人次减少；观察组各指标不同时期与基线差值也较对照组显著改善；抑郁量表的分值变化较对照组有明显下降。

医院在老年中期照护服务模式研究和临床实践的基础上，编辑出版了我国首部有关老年中期照护方面的书籍，即《老年中期照护》。医院利用北京市老年健康服务指导中心、全国老年医院联盟理事长单位、中国老年医学学会老年医疗机构管理分会主任委员单位、中国老年学和老年医学学会老年综合评估分会主任委员单位等特殊条件，在北京市和全国老年医疗机构范围内进行了老年中期照护服务模式的应用和普及推广，曾成功地举办过“北京市老年中期照护服务模式研讨会”和“全国老年中期照护服务模式高峰论坛”，连续举办过多期有关老年中期照护服务的国家级和北京市级继教项目，还组织实施了北京市科技成果与适宜技术推广“老年中期照护关键技术的推广”等项目，收到良好的社会效果和影响。

目前，医院继续进行《老年中期照护机构基本标准》和《老年中期照护服务规范》的编写工作，有望按行标、地标或团体标准的形式向外发布，真正起到在老年健康服务模式普及推广方面的引领和示范作用。

四、经验教训

（一）构建优质跨学科团队

老年中期照护应在老年综合评估的基础上，由跨学科团队共同完成。北京老年医院组建的跨学科团队成员包括老年科医生、护师、康复师、个案护士、社会工作者、临床药师、营养师、照护者等。优秀的跨学科团队应该具备以下特征：具备领导水平与管理能力的团队领导者；成员间互助团结，能够良好沟通，有共同的价值趋向；成员具备较强的知识水平、阅历和教育背景，有各自学习、训练和成长的前景；有适宜的会议资源和制度保障，确保以患者为中心的照护效果和质量；团队有明确的目的与方向，互相尊重和理解，实现成果共享。

跨学科团队的服务内容包括开展患者综合功能评估；确定团队领导，组织定期多学科会议；成员共同决策，根据病情制定治疗目标和照护计划，最终达到治疗目标。从团队建立到成员各司其职，北京老年医院形成了一套有效的管理办法，并有《老年病多学科整合管理》著作的出版。根据不同科室的患者需求，痴呆病房、康复病房等不同团队的成员构成不同，同时将院内营养师、临床药师分别固定到指定病区，以利于团队稳定。个人因素、专业因素、团队内部因素、组织因素、人员增加、费用成本增加、惯性思维、协调困难等都会影响到团队的形成和凝聚力，因此不同地区、不同等级的医院要根据实际情况组建跨学科团队。

目前中国的许多医院还没有医务社会工作者和个案管理员，这也成为组建完整的中期照护团队的制约，未来应完善以上两个学科的人才培养。社会工作者通过运用社会工作专业知识和方法，为个人、家庭、机构和社区提供专业社会服务，解决和预防社会问题；个案管理员要完成评估、计划、实施、评价和反馈，优化治疗方案，减少治疗费用，关注照护的质量、效果和成本。北京老年医院设置有社会工作部，能够较好地解决老年医疗中遇到的社会问题。

（二）重视老年综合评估工具运用

老年综合评估和跨学科团队管理是老年中期照护的两个核心。综合评估的内容包括患者当前症状、疾病以及对功能的影响；疾病危险因素、筛查情况和健康促进活动；既往史、当前用药及其适应症和影响；近期和可能存在的生活变化；社会功能状况、家庭状况；当前和未来的生活环境及其对功能和预后的影响；当前照顾提供者的服务情况；认知状态；运动平衡；康复的现状及预后；情绪健康与物质滥用；营养状况和需求；照护服务需求与提供情况等。在中期照护实践中，重视老年综合评估能够尽早对患者的治疗方向作出正确判断，在识别患者健康需求的同时，有助于解决社会、心理、环境等复杂问题，促进医疗资源的合理分配、降低医疗费用。

老年综合评估可以由医生、护士开展，也可以由跨学科团队的不同成员分别评估，每位成员负责专科内容，如营养师评估营养状况，药学师评估用药情况，发挥成员专长，通过各方合力，达到更优康复目标。为了推广老年综合评估技术，医院分别于2012年和2019年编辑出版了《老年综合评估》第一版和第二版。

（三）健全中期照护服务机构网络

北京市老年健康服务体系中，服务机构网络包括市区两级老年医院、综合医院老年病科、康复院、护理院、临终关怀机构、医养结合机构、社区卫生服务中心（或乡镇卫生院）和社区卫生服务站（村卫生室）等。北京老年医院现有中期照护床位114张，2017—2019年服务903人次，因此除了提供有限的照护服务外，更重要的职责是对其他老年健康服务机构进行业务指导和技术推广。目前，在北京市16个区每区均设置1所区级老年医院，此外，由三级或二级医院转型而来的19家康复医院均可为老年人提供中期照护服务，成为满足更广大老年患者健康需求的主力军。

在我国现有的医疗机构服务体系中，急性期医疗得到大力发展，长期照护日益受重视，而作为二者过度的中期照护尚缺乏关注。我国台湾学者提出，应大力建设以社区为依托的中期照护机构，实现医院、社区的转接工作。在北京市的实践经验中，三级医院应发挥管理和技术指导职能，基层医疗机构应根据实际情况进行成功转型，医疗机构与养老机构间应加强衔接实现双向转诊或转介，逐步完善连续性医疗服务体系的构建。

五、结语

完善中期照护是我国未来医疗服务体系的发展趋势，应整合三级医院、专科医院和基层医疗机构资源，建立紧密衔接的连续性服务体系。北京老年医院作为三级医院，在中期照护开展中充分发挥创新引领作用，积极促进国际先进理念与创新技术落地，为形成适应我国特色的中期照护模式提供宝贵借鉴。

参考文献

[1] 颜艳,李远艺,胡婧璇,等. 长沙市开福区老年人慢性病现状及影响因素[J]. 中华老年学杂志,2014,34:3736-3738.

[2] 张可可,朱鸣雷,刘晓红,等. 北京部分社区老年人共病及老年综合征调查分析[J]. 中国实用内科杂志,2016,36(5):419-421.

[3] PAREKH AK, GOODMAN RA, GORDONC, et al. Managing multiple chronic conditions:a strat. egic framework for improving health outcomes and quality of life[J]. Public Health Rep,2011,126(4):460-471.

[4] 中华人民共和国国家卫生健康委员会关于建立完善老年健康服务体系的指导意见[J]. 中国实用乡村医生杂志,2020,27:1-3.

[5] 郑添茹,陈峥,王垚,等. 中期照护在老年脑卒中患者中的应用效果[J]. 中国医药,2018,13(9):1323-1327.

[6] 白旭晶,秦蕾,陈峥,等. 中期照护对老年患者抑郁和跌倒风险的影响[J]. 山西医药杂志,2015,44(23):2826-2828.

[7] 王垚,李理,沙贵明,等. 中期照护模式对老年慢性阻塞性肺疾病患者生活质量的效果观察[J]. 北京医学,2021,43(3):238-242.

[8] 陈艳清,王梦菲,宋岳涛,等. 北京老年医院老年医疗服务模式下的床位与人力资源配置分析[J]. 北京医学,2021,43(1):7-10.

第九章

基于综合评估的机构整合照护

——燕达金色年华健康养护中心

燕达金色年华健康养护中心（简称“燕达健康养护中心”）位于河北燕郊开发区，由燕达集团投资建设，设置养老床位10 000张，于2010年底开始正式运营。养护中心是燕达国际健康城养老板块，与医疗板块燕达医院紧紧相邻，是国内最早开发运营的超大规模“医养结合”型全程化持续照护养老社区。根据入住宾客的身体健康状况，养护中心分别设置了自理区（家居式养护楼）和半、非自理区（宾馆式养护楼），并配有相关设施和服务，全程解决自理、介助介护、认知照护和舒缓疗护等各种养老照护及医疗康复需求。养护中心在积极探索应用各类老年照护评估工具，特别是国际居民评估工具（InterRAI）的基础上，建立了“基于综合评估的跨学科整合照护”服务模式，提供医养康相结合的养老照护服务。

一、 主要做法

（一）理念和思路

在我国长期照护实践中，照护人员面对多种慢性病和功能障碍并存的老年人，在制订照护策略时常出现照护措施片面化、局限化的问题，难以满足老年人对照护服务在全面性、适宜性、有效性方面的需求。针对这一问题，世界范围内都在推行老年整合照护。整合照护秉持“以个案为中心”的照护理念，在人员层面基于组织整合框架进行跨专业团队联合执业或以其他方式进

本章内容由燕达金色年华健康养护中心原总经理周素娟及胡琳琳共同撰写。

行合作，在被照护者层面通过个案管理（case management）及时为其提供各种服务，实现连续性照护。燕达健康养护中心实施老年整合照护的主要理念是在综合评估的基础上，为被照护者量身打造适合的照护计划，通过照护管理和跨专业团队的协作，为其提供全面、有效的照护服务。主要思路包括：

一是在全面评估基础上制订个性化服务计划。通过对被照护者的全面评估，照护管理师拟定服务计划并提供照护建议，在与跨专业团队、老年人及家属的讨论中达成共识，形成整合照护计划方案。

二是建立照护管理师（个案管理）制度。照护管理师或称协调员由医生、护士、社工、药师、营养师、康复师等健康相关专业人员担任，负责全面评估老年人需求，制订、审核整合照护计划，组织召开跨专业协作工作会议，整合照护资源，联结跨专业团队参与老年人照护服务，监督及指导整合照护计划实施，评价照护质量及再评估。实行“照护执行单”制度，根据个性化整合照护计划方案形成便于各类人员参照的照护执行单，由照护管理师负责管理执行情况，在征得老年人和/或同意的前提下，打印张贴在老年人房间内，根据老年人健康状况随时调整。

三是建立信息化管理系统。将被照护者的评估信息、照护服务计划及使用情况等资料统一录入信息化管理系统，各服务专业人员、部门、单位共享资料信息，以全面掌握被照护者最新状况，并保障被照护者信息的完整性和可持续性。

（二）工作模式

燕达健康养护中心开展老年整合照护的主要模式及实施步骤如图 9-1 所示。

第一，进行多学科跨专业评估。收住老年人 3 天内，由具有评估师资格的跨专业人员，除对被照护者的基本信息、一般状况进行收集外，还要对被照护者的认知能力、沟通与视觉、情绪与行为、社会心理健康、生理功能、日常生活能力、自控力、疾病诊断、口腔与营养状态、皮肤状况、娱乐活动、药物使用、治疗与疗程、责任和预嘱、社会参与，以及吞咽功能障碍、压伤的发生等风险进行综合评估，为制订全人整合照护计划方案提供客观依据。

第二，组织跨专业协作会议。由个案管理师用全人整合照护的理念，每周定期组织多学科跨专业人员协作工作会议，对被照护者的多专业综合评估结果进行讨论，找出被照护者的需求和现存或潜在的照护问题，针对需求和焦点问题，各专业出具明确、可执行的解决方案。

第三，制订个性化整合照护计划并与长者及家属进行沟通，达成一致。

通过跨专业协作工作会议讨论后，得出较为全面的照护服务措施，由专责护士（个案管理师）按照被照护者的需求安排日程及接受不同照护服务的先后次序，形成可执行的照护服务目标和计划。由专责护士（个案管理师）就照护服务目标计划与被照护者和家属进行沟通，达成一致方案后开始执行。

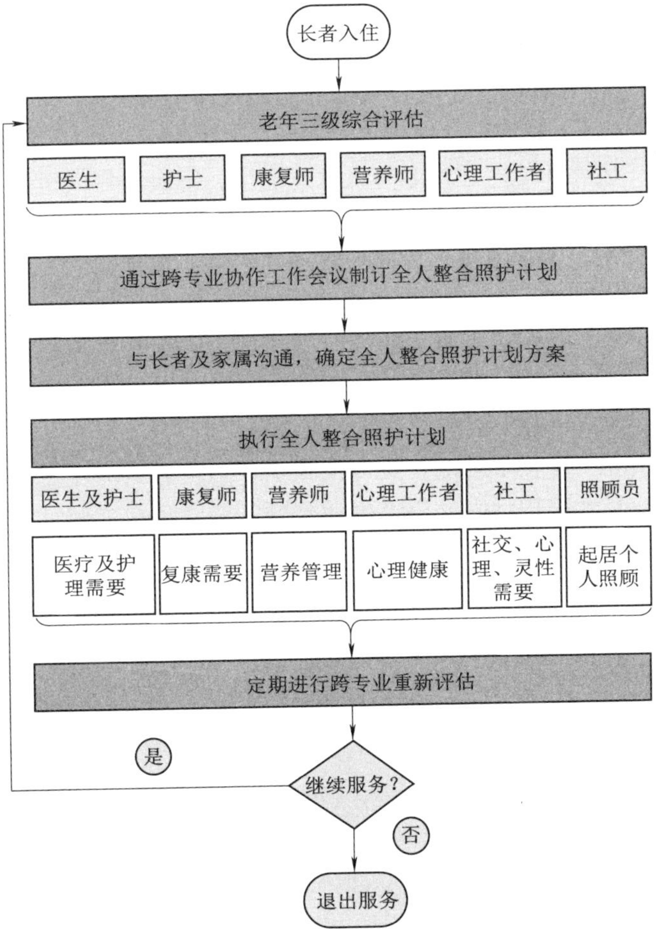

图 9-1　全人整合照护模式实施步骤

第四，实施照护计划。照护管理师（或协调员）通过组织整合、临床整合、功能整合和专业整合等不同的资源整合方式，以被照护者为核心，支持和支援各专业措施落实，实现全人整合照护。

第五，定期进行跨专业评价。各专业人员在执行全人整合照护计划时，根据被照护者的状况，对被照护者服务的效果进行定期和不定期重新评估，以及时评价对被照护者照护措施的有效性，以及是否继续需要该项服务。

（三）人员配备

在服务提供方面，燕达健康养护中心组成多学科跨专业协作团队。团队成员主要包括医生、主责护士、照护专员、康复师（包括物理治疗师、作业治疗师）、营养师、药师、心理咨询师（心理医生）、社工、律师等成员。其成员主要职能如下：

1. 医生　主要职能为评估老年人医疗需求，解决老年人医疗问题；提供基础慢性病、常见病医疗保障，需要时转介住院或其他专业医疗服务。

2. 主责护士　通常情况下为照护管理师角色，主要职能为制订并统筹老年人的个人照护计划；监察老年人的身体状况及需要；评估老年人医疗、护理及起居照顾的需要；转介合适的部门做评估；监察药物的服用情况及是否出现副作用；管道护理；预防及处理压疮；定期联系家人交流有关老年人状况；协调配制各方资源为被照护对象提供服务。

3. 照护专员　主要职能为协助专业人员评估，为准确评估老年人需求提供信息；执行整合照护计划，提供生活照顾，并做好相关记录；观察及发现老年人的个性化需要，及时告知主责护士。

4. 物理治疗师　主要职能为评估老年人活动能力；进行肌肉、关节功能训练；为老年人适配评估及指导购买合适的助行器材；痛症的物理疗法处理；减重训练；防失禁处理。

5. 职业治疗师　主要职能为评估老年人认知功能和自理能力；进行日常自理能力训练；吞咽功能训练。

6. 营养师　主要职能为评估老年人营养状况；制订老年人营养配餐方案；指导餐饮人员营养配餐；营养培训（如员工、老年人和家属等）。

7. 药师　主要职能为与医生共同进行药物治疗方案设计、实施与监护；为医护人员提供准确、完整的用药信息及安全、正确使用药物；提供用药咨询及合理用药教育。

8. 社工　主要职能为安排、实施心理、社交及灵性方面评估，并提供服务；建立老年人、家属与员工、养老机构间和谐关系促进机制；负责家属沟通会、家人支持养老服务；组织老年人各项活动；负责个案管理及个案转介；负责外部资源的整合；负责志愿者招募、培训组织及评价。

9. 律师　主要职能是为老年人及工作人员提供法律咨询及援助。

（四）评估工具

统一评估标准是实现全人整合照护模式的基础前提。在评估方面，燕达健康养老中心采取了三级评估模式，即初筛评估、综合评估和专项评估。

1. 一级评估（初筛评估）　主要使用民政部的老年人能力评估（MZ/T 039—2013）量表，筛查出存在失能的老年人进入二级评估。

2. 二级评估（综合评估）　使用 InterRAI 长期照护机构（InterRAI-LTCF）评估量表（中国大陆地区中文版）。InterRAI-LTCF 是一个全面的多层次综合评估工具，包括身份基本资料、认知能力、沟通与视觉、情绪与行为、社会心理健康、生理功能、疾病诊断、健康状况、口腔与营养状态、药物信息等多个版块。全面的 InterRAI 综合评估可及时了解掌握老年人的整体功能状态，及时发现其潜在的老年问题或老年综合征，提高其被关注、被理解的感受。

3. 三级评估（专科评估）　针对二级评估发现的问题，使用专科评估量表进行进一步评估。包括简易智力状态检查表（MMSE）、微型营养筛查量表（MNA）、Braden 压伤风险评估量表、改良蛙田饮水试验、跌倒风险评估量表等，涵盖了养老服务所需的功能、认知、风险、营养、精神等多个维度的多个方面，对长期照护的个体进行全面细致的入院评估。

二、效果

从被照护者角度，全面的多学科跨专业评估意味着照护者可以综合了解被照护者及其家庭情况，针对相关因素指定照护计划，提高照护质量。例如，对存在心理障碍的被照护者提供心理咨询；对营养不良、吞咽功能障碍等患者加强专科护理；基于专病评估对糖尿病进行药物管理、制订康复计划、定期检查及提供糖尿病配餐等。这个模式实现了被照护者广义上的健康状态促进，即满足生理-心理-社会层面的健康需求。事实证明，在实施全人整合照护模式后，老年人和家属对照护服务的满意度、老年人的功能改善情况都有显著提升，老年人跌倒、营养不良等风险也大幅降低。

从照护者角度，使用国际化有效的评估工具能够准确了解老年人及家属的照护目标，便于机构提供个性化服务包，为机构就其提供的个性化专科服务与家属沟通提供评估依据，便于机构与家属达成共识，规避法律风险。此外，由于现行的评估机制识别高风险因素的功能强大，照护者可以在入院一周内就对可能发生的跌倒等风险事件进行针对性防控，不仅控制了照护成本，同时使风险发生率大幅降低，照护者的心理压力随之降低，工作效率得到明显提升。

三、 问题挑战及未来方向

虽然燕达健康养护中心在评估机制、个案管理机制等方面走在国内医养结合社区的前列，在医养结合模式的探索研究中积累了丰富的一线实践经验，但目前仍存在一些问题与挑战。一是缺乏专业的评估师及评估人员的培训机制。为实现入住人员的全面综合评估，燕达健康养护中心使用 InterRAI 等条目丰富、专业度要求较高的量表，而目前在照护实践中存在评估师缺乏、评估专业度有限，初次评估时间较长等问题，因此仍需进一步加强专业评估技术人员的培养和引进。二是基于现有国内行业养老照护评估分级标准较粗，无法准确反映实际照护成本，同一照护级别的老年人之间实际的照护服务和成本可能差别很大。这不利于养老机构提供老年人所需要的服务并进行合理收费，亟须积累大样本的个案照护成本及其综合评估数据，在此基础上制订更为科学和细化的照护分级标准。

回顾过去，燕达健康养护中心进行了基于综合评估的全人整合照护模式的探索，特别是针对被照护者的综合评估，成为全面发现老年人照护问题及需求的重要工具、规避服务风险的重要措施、推动个案服务与管理规范化、标准化的重要依据以及突破服务与运营管理瓶颈的重要抓手。展望未来，在照护实践方面，应进一步深入研究老年综合评估的标准化实施路径，在行业内进行推广使用，为养老行业发展提供切实可行的照护服务模式和运营管理的方法。在科研创新方面，积累评估和照护成本数据，为长期护理等级划分提供参考，为国家长期护理政策的科学制定和完善提供依据。在人才培养方面，建议国家应加大老年综合评估师的培训力度，建立照护管理师/照护经理职业认证标准和管理制度，为老年整合照护提供更强有力的人力支撑。

案例

（一）基本资料

白奶奶，86 岁，退休前职业为某妇幼保健院医生，北京人，丧偶 20 年，育有一女（移居美国）。白奶奶于 2019 年 8 月 14 日入住，评估老年人能力为重度失能。

入住情况：白奶奶精神一般，听力轻度受损，饮食、尿便正常。发育正常，体型偏胖，营养较好，右侧肢体活动欠灵活，查体合作。双肺呼吸音清，未闻及干湿性啰音。心律齐，各瓣膜听诊区未闻及病理性杂音。腹软，无压痛及反跳痛，肝脾肋下未及。双肾区无叩击痛，四肢无水肿。左侧肢体肌力4级，四肢肌张力正常，神经系统查体未引出阳性体征。

既往病史及药物过敏史：既往有脑梗死、高血压、冠心病、腰椎压缩性骨折、膝关节置换术后、垂体瘤术后、类风湿关节炎、高脂血症等病史。否认肝炎、结核等传染病史，既往对磺胺类及胶布类过敏。否认食物过敏史。

目前诊断：腔隙性脑梗死、高血压3级、冠心病、肺间质纤维化、肺气肿、垂体瘤切除术后、颈动脉斑块、胰腺囊肿、腰椎压缩性骨折、膝关节置换术后、类风湿关节炎、高脂血症。

日常表现：喜欢看电视，听收音机，不爱接触人，不愿意出房间，对照护者有语言攻击行为，有厌世情绪，不参加任何活动，拒绝照护。

（二）老年综合评估结果

1. 老年人能力评估

（1）日常生活活动：重度受损。

（2）精神状态：轻度受损。

（3）感知觉与沟通：能力完好。

（4）社会参与：中度受损。

2. InterRAI 评估

（1）BMI：轻微超重。

（2）健康稳定性：最低程度健康情况不稳定。

（3）认知表现：轻度认知功能损害。

（4）攻击性行为：轻-中度的攻击性。

（5）日常生活活动能力：如厕和个人卫生完全依赖。

（6）抑郁评分：高风险。

（7）疼痛：有，不是每天都痛。

3. 专项评估

（1）营养不良风险筛查（MUST 工具）评分：0分，低营养不良风险。

（2）跌倒风险评估（FRA 工具）评分：14 分，高危。

（3）压伤风险评估：20 分，轻度危险。

（4）吞咽障碍评估（蛙田饮水试验）：Ⅰ级（优）。

（5）MMSE（简易智力状态检查）：26 分，轻度认知功能障碍。

（三）跨专业协作工作会议讨论结果

1. 医疗服务建议方案

（1）方案依据：结合查体及体检报告，病情可能会发生如下情况：①高血压病可导致心、脑、肾 3 个重要脏器病变，从而加重冠心病、心力衰竭、脑出血、脑梗死、肾衰竭、尿毒症等严重并发症；②高龄，多病共存，有脑血管疾病史，不能排除应激状态下并发脑出血、再次脑梗死、急性冠脉综合征、心源性猝死等急性心脑血管并发症；③可能的并发症和伴发疾病：如心房颤动、瓣膜脱垂；消化系统功能减弱，出现营养不良、肌肉萎缩、电解质紊乱；双膝关节退行性变，会逐渐加重肢体运动功能障碍，易发坠床及跌倒导致骨折等可能性；服药种类多，用药后不排除发生胃溃疡、出血；长期服用抑制胃酸药物易导致骨质疏松症、贫血等并发症。

（2）医疗建议方案：①五级养老服务常规；②低盐低脂饮食；③预防跌倒、坠床；④监测血压，每日 2 次；⑤按照医嘱规律服药；⑥必要时吸氧。

2. 康复服务建议方案

（1）康复评估：①下肢肌力：3 级；②吞咽、言语、认知：正常。

（2）康复方案：①下肢康复踏车训练，每日 1 次，每次 30 分钟；②红外线理疗，每日 1 次。

3. 营养服务建议方案

（1）营养评估：①营养不良风险筛查（MUST 工具）评分：0 分，低营养不良风险；②吞咽障碍评估（蛙田饮水试验）：Ⅰ级（优）；③BMI:25，轻微超重。

（2）营养建议方案：①低盐低脂饮食；②每天摄入蔬菜 300 ~ 500g，绿叶菜不少于 70g，水果每天 200g，两餐间加餐水果，如香蕉、苹果、梨、橘子、柚子等；③多吃蔬菜，深色蔬菜占 1/2；④粗细搭配，少食用精米白面，食用多纤维的主副食；全谷物，杂豆类占 1/3，不宜喝粥；⑤常吃鱼、禽、蛋类、奶类补充优质蛋白，鱼禽瘦肉每天100～110g；⑥饮食采用循序渐进、少食多餐原则。

4. 心理咨询服务建议方案

（1）白奶奶近期情绪不稳定，思念女儿。与白奶奶女儿做好沟通，每日由照护者协助长者与女儿视频通话。

（2）照护者多关注白奶奶的情绪状态，及时给予心理疏导。

（3）与国内亲属沟通，鼓励白奶奶的好友、既往同事来探望她。

（4）心理咨询师定期拜访白奶奶，给予心理帮助。

5. 照护服务建议方案

（1）照护评估结果：①日常生活能力受损，包括个人卫生、修饰、穿脱衣物、进食、活动、步行、如厕、沐浴等生活能力受损，与活动无耐力有关；②语言沟通障碍：与听力受损有关；③有发生抑郁的风险，与情绪低落、愤怒、疑病、情绪状态不稳有关；④有跌倒的风险，与活动无耐力或血压升高或眩晕或直立性低血压等有关；⑤疼痛，与膝关节退行性变有关；⑥ 睡眠型态紊乱、有创伤的危险，与精神状况不稳有关；⑦记忆功能障碍，与神经中枢受损有关；⑧有皮肤完整性受损的危险，与尿失禁有关；⑨便秘，与代谢有关。

（2）照护建议方案：①日常生活能力受损，修饰、穿脱衣物、进食、活动由照护者看护完成，如厕和个人卫生方面由照护者协助完成，防止跌倒；②与其沟通，适配助听器具；③情绪低落，有高度抑郁风险，鼓励亲属或朋友探望，定期与女儿视频；④偶发疼痛，照护人员及时评估疼痛部位、时间及性质，做好病情观察，疼痛发作或加剧时报告医生；⑤鼓励并协助其日间参加活动，如早操、听歌等；可根据需求安排与老友见面；⑥跌倒风险高，做好防跌倒措施，并做好预防跌倒安全宣教；⑦记忆功能减弱，协助服药到口；⑧偶有尿失禁，做好皮肤护理；⑨便秘，合理进食多纤维素饮食，建立按时排便习惯，辅助腹部按摩，促进肠蠕动。

（四）制订全人整合照护计划

通过跨专业协作工作会议讨论后，责任护士（个案管理师）制订在整合照护计划。

1. 日常生活能力受损：个人卫生

（1）鼓励并引导其自行进行晨晚间护理（如洗脸、刷牙、更换衣物等），激发积极性。

（2）每晚为其打洗脚水，引导泡脚、洗脚，照护者为其擦脚、穿脱鞋袜。

（3）每周为其修剪指（趾）甲。

（4）定期为其更换并清洗床单、枕套、被套，特殊情况随脏随洗。

（5）为其整理床单位、房间。

（6）定期为其清洗水杯、毛巾、生活用品等。

2. 日常生活能力受损：修饰、穿脱衣物

（1）必要时帮助其穿脱上下衣物。

（2）提醒随天气变化增减衣物。

3. 日常生活能力受损：活动

（1）康复师上门评估，结合家属需求及白奶奶实际情况，制订康复计划，适配助行器具。

（2）在照护者协助下使用助行器行走。

（3）照护者陪同白奶奶进行康复治疗。

（4）保证其行走时周边无障碍物。

（5）尽量避免其使用楼梯。

（6）在楼层做早操时固定好助行器或轮椅。

（7）建议每日外出晒太阳至少半个小时。

4. 日常生活能力受损：如厕

（1）协助进行便后擦拭及清洁。

（2）夜间工作人员1~2小时巡视一次，鼓励夜间起夜打铃，保证起夜安全。

（3）监测每日大便情况，如有不适，立即上报。

（4）及时为其更换污染的衣裤，减轻不适感。

5. 日常生活能力受损：沐浴

（1）卫生间配备适老化设施设备，如助浴椅、恒温花洒等，保证洗浴时安全。

（2）照护者定期为其洗浴，服务内容包括洗浴前环境准备、穿脱衣物、搓背、擦拭身体等（5~10月2次/周，其余月份1次/周）。

6. 语言沟通障碍：与听力受损有关

（1）请心理咨询师给予评估，帮助疏解不良情绪。

（2）建议家属为其适配助听器。

（3）照护者可适当采用肢体语言与其沟通。

（4）多与其进行交流家属多与长者进行交流，多说些白奶奶感兴趣的事。

7. 有发生抑郁的风险：社交隔离、个人应对无效：与抑郁情绪、自我评价低有关

（1）密切观察病情变化，如病情加重，请家属看护白奶奶至专科医院就诊。

（2）照护者根据白奶奶喜好协助其参加活动。

（3）鼓励家属经常探望白奶奶，陪伴其参加活动。

（4）鼓励引导白奶奶养成良好的生活习惯。

（5）必要时给予药物干预。

（6）房间内药物及危险用品严格管理。

8. 有跌倒的风险：与活动无耐力有关

（1）康复师、营养师上门进行营养评估，根据其喜好及身体情况制订营养膳食及康复方案。

（2）房间布局简洁，家具稳定、摆放适当。

（3）宣教衣裤、鞋子合适，不穿过长、过宽会绊脚的衣服，不要穿拖鞋，鞋底要防滑。

（4）下床活动时需在照护者的协助下，先站稳，遵循平躺 30 秒、坐起 30 秒、站立 30 秒再行走。

（5）照护者离开房间时，必须由他人帮忙看护方可离开。

（6）睡前为其使用床栏。

（7）加强对其的夜间看护，随时关注其动态。

（8）浴室铺防滑垫。

（9）做好入睡前的准备，为其将常用物品（如水杯、卫生纸、呼叫器等）合理摆放在伸手可及的位置，减少其下床机会。

（10）照护者掌握其夜间如厕时间，按时按需陪同如厕。

（11）将护理床调至合适位置，保证安全。

9. 睡眠形态紊乱

（1）安排有助于睡眠和休息的环境，消除影响睡眠诱因。

（2）协助养成早睡早起的睡眠习惯。

（3）提供促进睡眠的措施（听轻音乐、睡前减少活动量、睡前避免喝咖啡或者浓茶、睡前热水泡脚或洗热水澡、遵医嘱睡前给予镇静催眠药）。

（4）鼓励参加早操，增加日间活动量。

（5）照护者协助其进行睡前环境准备：拉窗帘、放好坐便椅、将手机、充电器、水杯、卫生纸等物品，放于随手可及位置。

10. 疼痛

（1）分析引起疼痛的原因。

（2）心理治疗护理：帮助患者缓解疼痛的原因，并且帮助患者缓解压力。

（3）物理镇痛：热敷、冷敷。

11. 有皮肤完整性受损的危险：与尿失禁有关

（1）每日检查皮肤。

（2）及时为其更换弄脏的衣裤。

（3）保持床单平整。

（4）必要时给予药物干预。

12. 便秘：与老年人代谢缓慢、活动量减少有关

（1）保证足够的饮水量，每日饮水量1000～2000ml。

（2）鼓励多吃蔬菜，特别是膳食纤维和维生素含量高的绿叶蔬菜。

（3）鼓励多吃粗粮、适量水果、适量活性乳酸菌。

（4）鼓励适当多活动，如早操、散步等。

（五）整合照护结果

1. 通过照护团队的积极配合，日常生活能力由重度受损变为中度受损，评估等级由五级养老降为三级养老。

2. 下肢肌力从之前3级达到目前4级+，之前出行由轮椅辅助，现在不借助助行器可以独立行走100米。

3. 大便不规律，通过照护，大便次数由1次/3日调整为1次/1～2日。

4. 入住时状态：不主动参与社交，有语言攻击行为，有厌世情绪，不出房间，不参加任何活动；现有了笑容，喜欢与人聊天，主动参加早操，厌世情绪较前明显好转。

5. 在住期间，对照护服务依从性好，白奶奶和家属满意度高。

参考文献

[1] 王国庆,赖小星. 国际居民评估工具长期照护机构评估和干预对老年慢性病患者生活质量和自护能力的影响[J]. 解放军护理杂志,2017,34(12):27-30.

第十章

以医带养——深圳市罗湖医院集团医养融合的探索与实践

一、 实施背景

（一）国家政策背景

传统的养老方式已无法满足人民群众的需求，国务院在2013年出台的《关于加快发展养老服务产业的若干意见》（国发〔2013〕35号）中提出，积极推进医疗卫生与养老服务相结合，推动医养融合发展，并明确要求各地要促进医疗卫生资源进入养老机构、社区和家庭。卫生管理部门要支持有条件的养老机构设置医疗机构。

（二）人口老龄化发展

罗湖区是深圳市的老城区，素有“一半山水一半城”的美誉，宜居成为很多人选择在罗湖度过晚年生活，全区常住人口为114.38万；随着早期拓荒牛的陆续退休和“候鸟式”老年人的增加，老年人口呈较快速增长态势，家庭结构呈小型化、老龄化、高龄化、空巢化趋势。

根据第七次全国人口普查数据，罗湖区60岁及以上人口为97 993人，占常住人口8.57%，其中65岁及以上人口为62 527人，占常住人口5.47%；与2010年第六次全国人口普查相比，60岁及以上人口的比例提高3.69%，65岁及以上人口的比例提高2.49%。罗湖区老年人口占比大于深圳市平均水平，成

---

1. 本章内容由深圳市罗湖区医养融合老年病医院邱传旭、彭碧银及胡琳琳共同撰写。
2. 深圳罗湖官方文件中，将医养结合称为“医养融合”，本章使用“医养融合”一词。

为深圳市老年人口占比最大的行政区，养老问题逐渐成为社会关注的热点。

（三）老年健康问题突出

伴随着人口老龄化的发展是疾病谱的改变，老年人患各类疾病的概率增加，其中慢性病已成为影响老年人健康的主要问题；根据对罗湖区最大型养老机构的调查，机构内需治疗的慢性基础病的老年人数量占总人数 80. 15%。慢性病具有“三低”“三高”的特点，一旦患病往往会伴随终身，很容易对老年人的生活自理能力造成不同的影响，极易致残。因此，实现健康养老的同时需要更多的是医疗和护理干预。

根据 2018 年深圳市卫生服务调查研究，深圳市 60 岁及以上老年人失能率为 32. 71%，失智率为 1. 88%，按照这个比例推算，深圳市失能、失智老年人的绝对数较大。伴随失能、失智老年人数量的增多，老年人对医疗健康服务、养老照护服务的需求日益凸显。

（四）医养“两张皮”，老年人就医难的同时又出现医疗资源浪费

大型综合医院侧重“医”，重点关注突发急症的治疗，重点研究疑难杂症，无法对大病恢复期、康复期治疗、慢性病和临床晚期的老年人提供长期稳定的医疗服务和生活护理，但部分老年人趋于风险最小化的行为选择，坚持住院治疗，长期占据大型医院的床位，加剧了医疗资源的浪费，进一步导致了看病难、住院难。而传统的养老机构又往往侧重于“养”，将日常的生活护理和患病时的医疗诊治、康复护理完全割裂开，老年人得不到医疗保障，缺乏安全感，极大制约了他们的健康需求和民生获得感。

（五）罗湖医改大背景推动

2015 年罗湖医改启动，以人民健康为中心，以构建区域医疗卫生服务共同体为载体，以做强社区健康服务中心、做优家庭医生服务为抓手，推动医疗卫生服务向“以基层为重点”“以健康为中心”转变，努力让居民“少生病、少住院、少负担、看好病”。

罗湖医改朝着人民大健康方向发展，其中就包括老年人的健康。要做好老年人健康管理，不仅要建立健康档案、加强慢性病管理和开展健康体检，更要满足老年人多元化的医疗护理和生活照顾服务的综合性需求，提供整合照护服务，着力提升生命最后一公里的生活质量。

二、 工作思路

罗湖医院集团积极主动响应国家政策号召，未雨绸缪，着眼于满足老年人多元化的医疗和养老的实际需求，率先起步进行“医养融合”的探索，对医疗护理资源与养老服务资源进行有效整合，以罗湖医院集团为支撑，建立家庭-社区健康服务中心-老年病医院-三级大型医院“四方”联动的服务机制，保障医养融合服务的连续性，形成以居家为基础、社区为依托、机构为补充、医养相结合的养老服务模式，为老年人提供健康教育、预防保健、疾病诊治、康复护理、长期照护、安宁疗护的医养融合健康养老服务。

三、 主要做法

（一）居家养老

对于社区居家而住有生活照顾养老需求的老年人，由罗湖区医养融合老年病医院（简称“老年病医院”）运营团队管理的居家养老服务中心通过上门的形式为他们提供居家清洁、居家沐浴、居家剪发、陪伴外出等居家生活照顾服务。

依托罗湖医院集团下属36个社区健康服务中心（站）将医疗卫生服务延伸至家庭，由社区健康服务中心家庭医生团队为社区老年人建立健康档案，提供健康体检、健康教育、慢性病管理等服务；针对社区内高龄、重病、失能、部分失能等行动不便和确有困难的老年人，家庭医生团队通过上门巡诊和家庭病床（医疗型、康复型、护理型）的形式，为老年人提供医疗护理、康复治疗和临终关怀等服务。同时，罗湖医院集团推行居家老年人防跌倒工程，给辖区内65岁以上有需要老年人家中免费安装防跌倒扶手，发放手电筒、防滑垫、夜视灯，降低老年人跌倒风险。

面对居家又有长期护理需求的老年人，通过以罗湖医院集团为核心、以社区健康服务中心为网络、延伸至居家的整合照护服务体系，结合个案管理的方式，为老年人提供诊断、治疗、护理、康复和健康促进等系统、专业的整合照护服务，满足老年人长期护理和综合照护需求，体现了以人为本的全人照护理念，提高老年人和家属的服务获得感，保障服务运营的可持续性的同时，降低社会的医护康养总成本。

案例①

C 爷爷是一个 93 岁的离退休干部，长期卧床，居家养老，长期由保姆照护（仅限于生活照顾，其缺乏多重耐药护理、胃管及导尿管护理等相关知识）。C 爷爷患有慢性阻塞性肺疾病、原发性肝癌、高血压病 3 级、2 型糖尿病、前列腺增生症、动脉硬化伴多发斑块形成、动脉硬化闭塞症等。个人意愿表达不清晰，其家属希望 C 爷爷能得到专业的生活照顾，避免意外伤害，同时加强药物管理、管道管理、营养管理、康复照护等，减缓身体功能衰减。

罗湖医院集团社管中心通过由全科医生、护士、营养师、药师、精神科医生、心理治疗师、康复师、社工、护理员等组成的整合照护团队，对 C 爷爷开展个案评估，结合 C 爷爷多重慢性病、老年综合征等情况，制订个性化的整合照护计划，通过针对性的疾病管理、药物管理、护理管理、环境管理、营养照护、管道管理、康复照护、心理支持、社工介入服务等形式对 C 爷爷进行有效的居家照护干预，随时跟踪 C 爷爷疾病预后情况，其中更加侧重在对 C 爷爷的人文关怀和心理慰藉，同时指导照顾者进行合理的居家照护，满足 C 爷爷的个性化要求。通过 1 个月的整合照护，C 爷爷病情明显发生改善，未发生导管相关性血流感染、压疮及皮炎等，照护者负担也大大减轻。

（二）社区养老

1. 模式一：社区健康服务中心与社区日间照顾中心联姻　通过签约合作的形式，二者联手将医疗保健等相关内容融入社区养老，由罗湖医院集团下属社区健康服务中心利用医疗、设备和技术优势为社区日间照顾中心的老年人提供医疗、护理、康复、保健等服务，为老年人的健康撑起保护伞。目前，罗湖医院集团已有 9 个社区健康服务中心与社区日间照料中心合作。

2. 模式二：直接举办“公办公营”的日间照顾中心　2014 年 12 月，由罗湖区人民医院直接举办的翠宁社区老年人日间照顾中心揭牌运营，该中心由老年病医院统一承办运营，同一套人马统一负责行政管理事务，跨单位组建涵盖医生、资深护理人员、社工、康复治疗师的服务团队，为社区老年人提供日间照顾和短期托养等综合性养老服务（包括生活照顾、精神慰藉、文体娱乐等）的同时，还为老年人提供病前的疾病预防、病中的便捷就医、病后的康复护理服务，实现医养无缝融合。

3. 模式三：社区健康服务中心嵌入社区养老机构　黄贝岭村是有代表性的原住民城中村，75 岁以上老年人数量过百。2012 年黄贝岭村股份公司自筹资金筹建黄贝岭养护中心，2018 年 1 月 16 日养护中心试运营，设置床位 131 个；在此基础上，先后成立了黄贝岭居家养老服务中心、黄贝岭社区老年人日间照顾中心、黄贝岭长者食堂等，将社区养老服务延伸至居民家中，社区老年人可选择社区长期和短期托养服务，也可选择晨送晚接的日间照顾服务，还可以选择营养餐饮、康复理疗、上门照顾等单项服务。

黄贝岭养护中心由罗湖医院集团托管运营，通过医疗嵌入的模式，由黄贝岭社区健康服务中心为养护中心老年人提供健康管理、床边巡诊、疾病诊治、康复护理、心理慰藉等医疗服务，打造出“社区医疗、护理康复、养老服务”三位一体的集“医、养、护、康”一体化的社区医养结合服务中心，实现养老和医疗的闭环管理，初步实现“养老不离村、看病不离院”的目标，在节省社会资源的同时，增强老年人安全健康保障，减轻政府养老压力，为富裕地区养老提供了建设范本。

案例②

H 爷爷，86 岁，与小儿子同住家中，日常照护由老伴负责，病情变化监测或每月定期到医院复诊均由其子女陪他一起完成。H 爷爷患有高血压病 2 级、脑梗死后遗症、阵发性心房颤动、慢性心功能不全心功能Ⅲ级、认知障碍、帕金森综合征、慢性阻塞性肺疾病（稳定期）、呼吸睡眠暂停综合征等疾病。

近 2 年，老伴照顾 H 爷爷较为吃力，出现了两人同时跌倒的现象，频繁带 H 爷爷到医院各专科复诊取药也成了子女们的一大负担。H 爷爷个人意愿表述不清楚，家属希望 H 爷爷入住黄贝岭颐养中心，平安、幸福平安地度晚年；同时，在养护中心能满足 H 爷爷的就诊需求，减轻 H 爷爷疾病的痛苦及减缓身体衰减，也能让家属从频繁跑医院的奔波中解脱出来。

黄贝岭社区健康服务中心整合照护团队通过个案管理的形式，对 H 爷爷进行综合评估，结合 H 爷爷患病情况制订个性化的整合照护方案，加强疾病管理、药物管理、营养管理、日常生活照护、精神状态管理、感知觉与专业沟通、康复治疗、参加集体文娱活动等，促使 H 爷爷身体情况和精神状态有所改善，生化指标有所改善，避免了跌倒情况，在上级医院就诊和住院次数大幅减少，就医成本（时间和费用）大幅降低，生命质量大幅提高，切切实实体现以人为本的全人照护理念。

（三）机构养老

2014年8月，老年病医院正式挂牌，这是全国首家以服务养老机构老年人为主的老年病专科医院。罗湖医院集团将医院搬进养老院，以“医”推动“养”，通过公办养老机构与公办医疗机构管理相结合，为老年人提供治疗期住院、康复期护理、稳定期生活照顾和安宁疗护一体化的服务，促使医疗和养老服务无缝衔接，保证了服务的连续性，初步满足养老机构老年人多元化的服务需求。

老年病医院负责医疗管理的公办养老机构床位964张，医院自身设有“以医为主”床位102张，设老年病科、康复医学科、临终关怀科、中医科、老年性认知障碍科等临床科室，在做好养老机构老年人健康管理和医疗保障的同时，还面向社会为有需要的患者提供认知障碍症诊疗、安宁疗护和长期照护等特色服务。

养老机构内，老年病医院的医护人员为老年人提供健康教育、健康评估、床边巡诊、自备药管理和健康体检等免费的健康管理、疾病诊治和绿色转诊等一体化的服务，同时医护人员定期为老年人开展吞咽功能、压疮、跌倒等评估，病情需要时，可安排老年人直接转入老年病医院住院；若老年人因病情有大变化，还可通过绿色转诊通道直接转入罗湖医院集团内三级大型医院接受专科治疗，做到“慢性病有人管、小病不出院、大病及时转”。

随着一体化融合模式的进一步推进，在不改变原有行政管理模式、政府资金投入及老年人收费标准（三不变）的前提下，罗湖区公办养老机构的老年人护理及膳食服务也移交罗湖医院集团管理，实现了医疗、保健、康复、膳食、护理及生活照顾一体化管理，促使养老服务水平、膳食服务质量、医康养护衔接能力同时提升。

此外，老年病医院作为罗湖医院集团老年健康服务技术支撑的先行探索者，不仅为辖区内各大社区健康服务中心提供老年健康服务的技术指导，还面向上级医疗机构收治多种慢性病并存且护理需求较多的老年患者，在一定程度上有效缓解了一些老年患者将医院当成了养老院、“赖床”不出院的问题。

为推动老年人照护服务精细化、专业化管理，老年病医院培养专科护士并充分发挥专科护士的作用，组建管道护理小组、呼吸护理小组、基础护理小组、静疗护理小组、伤口造口护理小组、生活护理小组、吞咽功能服务小组、安宁疗护小组等专业护理小组，为老年人提供专科护理服务；通过“互联网 + 护理服务”，将精细化的护理服务延伸到各养老机构、居家养老的老年人。

针对罗湖区及深圳市老年病学科建设空白及老年人健康方面的刚需，老年病医院重点打造了“老年性认知障碍病房”及“关爱病区”两大特色病区。

老年病医院在全市率先成立老年性认知障碍病房，学习多个国家和地区先进的认知障碍治疗和护理经验，并引进国外领先的阿尔茨海默病治疗方法，在临床、基础研究和社区居民干预等方面开展研究，建立老年性痴呆标本库和诊断标准；通过认知障碍筛查、评估、随访、转诊、专科诊疗、康复护理、生活照顾、音乐治疗等整合服务，初步实现了老年性认知障碍早发现、早诊断、早治疗的目标。老年性认知障碍病房于 2016 年底开始开展辖区 60 岁以上老年人免费认知障碍筛查，同时通过举办有关老年性痴呆的早期识别与干预、老年人饮食营养、失智症的照护与康复训练等内容的健康教育讲座，增强居民对认知症的了解，提升老年人的健康素养。

在做精做专诊疗服务的同时，罗湖医院集团不断探索人生“最后一公里”生命质量提升的服务，逐步形成了以老年病医院为中心，以辖区社区健康服务中心为网络，以罗湖区人民医院肿瘤科、疼痛科为支持，延伸至居家、日间照顾中心及养老机构的一个多元化的安宁疗护服务体系。作为安宁疗护工作中心的老年病医院，设立“关爱病区”，组建涵盖专科医生、专科护士、护理员、心理治疗师、营养医师、疼痛专科医生和临床药师等跨学科、跨领域的安宁疗护团队，以“敬畏生命、感动照护、人文关爱”为服务理念，以患者需求为导向为疾病终末期患者提供“四全”（全人、全家、全程、全队）照顾，解决患者身体、心理、精神等方面的照顾和人文关怀问题，避免无意义的过度医疗，提升临终生命质量，让临终患者安详地、有尊严地走完生命最后的时光。2019 年 10 月，老年病医院被确定为深圳市安宁疗护试点单位。

案例3

F爷爷，89岁，老党员，原发性肝癌伴多处转移、呼吸困难、睡眠质量差、下肢水肿、腹痛、周身皮下瘀斑、生活不能自理，不愿与人交谈。F爷爷个人心态较为消极，家属希通过安宁疗护减轻其痛苦，帮助其在生命最后时光过得安详、有尊严。

安宁疗护团队针对F爷爷的病症处理、舒适护理、24小时生活照顾和陪伴、心身社灵等需求制订个性化的安宁疗护治疗方案，缓解F爷爷的身体不适。经过团队悉心照顾一段时间，F爷爷虽长期卧床和周身皮下瘀斑，其身上未出现皮肤受压破溃情况，疼痛感也得到有效控制。在整个服务过程中，安宁疗护团队最重视的是人文关怀，在疫情防控形势下，团队通过视频的方式，让家属与F爷爷聊天，帮助他打开心扉；安排社工陪伴F爷爷，开展精神慰藉；收集F爷爷过往的生活和工作照片，整理制作成短视频，帮助F爷爷重温往日岁月。每当F爷爷观看视频，看到孩提时光、军中峥嵘岁月、荣获纪念章的激动时刻，与家人一起旅游、生日聚会和参加孙女婚礼等美好生活时光，总让他感动不已。经过安宁疗护团队的个性化照护，F爷爷的心态也明显发生改变，时常会主动找医护人员聊天，聊起往事总是激情澎湃、滔滔不绝；面对死亡他也表现得较为从容、坦然。在防控条件允许下，团队组织家人陪伴F爷爷，一起观看视频，大家在感动中完成了“道谢、道歉、道爱”。

随着病情的变化，F爷爷身体每况愈下，意识逐渐模糊。在F爷爷弥留之际，其两个儿子不知所措。安宁疗护团队指导他们如何更好地道别，鼓励他们多与F爷爷进行肢体接触，把自己的爱表达出来。两个儿子在F爷爷身体两侧，握着F爷爷的手，让F爷爷在家人爱的陪伴下安详地离开了。

F爷爷儿子对安宁疗护服务感到很满意，给安宁疗护团队写感谢信和赠送锦旗，向团队表示自己虽然很爱父亲，但平时很少有肢体接触，因为安宁疗护团队的支持和帮助，让他们有机会向父亲表达爱，让F爷爷离开时安详没有痛苦感，让他们不留遗憾！

四、医养融合改革亮点

（一）资源融合，推动养老服务专业化、信息化

罗湖医院集团融入国内外优质的医疗和养老服务队伍资源，充分利用先行一步得天独厚的优势，潜心打造能适应新时代健康医养融合服务的专业化队伍，并初步形成自有的人才培养体系，推动了服务的专业化建设。

罗湖医院集团以老年病医院为例，对医院信息系统进行升级，开发医养融合信息化管理系统（养老管理系统），实时对老年人健康状况进行监测，并探索在集团内其他医养融合相关医疗机构推广；与中国科学院深圳先进技术研究院合作共建“医养融合运动健康技术转化基地”，针对老年人的跌倒风险，利用可穿戴的移动设备，进行健康信息的采集、动态监测和干预，实现跌倒风险的信息化管理；在老年病医院的床边建立健康管理移动终端，与罗湖医院集团检验、影像中心信息相对接，逐步完善疾病信息化管理；与深圳市大数据研究院合作建立“罗湖医院集团医养融合智慧健康养老研究中心”，通过对老年人健康和服务环节开展数据收集整理，建立“老年人健康画像”，开展“医养融合就诊和照护流程优化”，对慢性病预防、发病风险进行大数据分析，不断探索，试图更好地为健康管理、流程优化提供解决方案。

（二）经验淬炼，助力养老行业标准化建设

医养结合是一个新生事物，标准化建设必不可少。罗湖医院集团结合自身实践经验，先行先试，由老年病医院从专业医疗服务角度牵头制定深圳市地方标准《医养融合服务规范》（SZDB/Z 231—2017）及《医养结合质量评价规范》（DB4403/T 104—2020），为医养结合服务机构提供建设范本的同时，为评价医养结合服务机构实现质量提升及相关服务质量标准化提供了指导，也为行政主管部门对医养结合服务机构的监管提供了依据，有效填补了深圳市医养结合服务地方标准的空白。另外，老年病医院参与制定广东省地方标准《养老机构认知症老人照顾指南》，为机构内认知症老年人的照顾提供了参考的依据。

（三）传承中华传统，培养暖心医学人才

养老机构很多老年人都是老党员，他们有着丰富、感人的人生经历，他们为国之兴革命流血、为祖国建设甘作孺子牛，他们对党和国家始终保持热爱之情；退休之后，他们充分发挥余热，日常向医护人员分享他们入党的亲

身经历，对年轻医护人员进行言传身教，传承中华民族不怕苦、不怕累、敢于奋斗、勇于拼搏的精神，而这些正是对现代年轻人进行精神文明建设最好的教育素材。老年病医院与学校、幼儿园联合定期举办“敬老爱老孝老”活动，组织幼儿、中小学生与老年人互动、交流，学习老一辈脚踏实地、艰苦奋斗、忠于国家忠于党的精神品质，大力弘扬中华民族孝亲敬老的传统美德。老年病医院作为深圳大学医学部“医学人文教育实践基地”，让医学生在《温暖的医学》课程中与老年人“心相连、情相知”，通过医养融合及安宁疗护服务体会医学人文的实践与运用方法，为社会培养了暖心的医学人才。

五、 医养融合改革成效

（一）勇于探索，敢于创新，破解了养老服务瓶颈

随着老龄化程度的加深，各地养老服务业针对养老需求进行了诸多探索。但“养老院里看不了病”的矛盾极大地制约着养老业务的发展。老年病医院主要服务对象为养老机构的老年人，有了医疗的保障，养老机构老年人住院、护理、康复等多元化的服务需求得到初步满足，解决了养老机构老年人的健康需求和提升民生获得感的难题。据不完全统计，老年病医院的老年护理服务对象中养老机构的老年人占比 80%、日常诊疗服务对象中养老机构的老年人占比 75%、住院服务对象中养老机构的老年人占比 85%、康复服务对象中养老机构的老年人占比 80%、转诊服务对象中养老机构的老年人占比 96%。

截至目前，罗湖医院集团为辖区 65 岁以上老年人建立健康档案 62 389 人，家庭医生签约 54 626 人，累计建立家庭病床 4980 张，开展老年性认知障碍筛查 40 032 人次（其中可疑痴呆 1913 人次），初步对辖区老年人进行了健康管理。

千方百计满足老年人多元化的医疗护理和生活照顾服务需求，提供整合照护，着力提升临终患者生命“最后一公里”的生活质量，提升临终患者的人生尊严，目前已开展安宁疗护 65 例，此举彰显和谐社会、美好中国的幸福感，利于弘扬和传承中华民族传统孝道，急新时代医养融合之所急，充分践行了以人为本的高尚价值观，作为老年医疗技术支持中心，老年病医院患者服务满意度在全市公立医院中均名列前茅（6 个季度排名第一）。

（二）医疗嵌入养老，提升罗湖医院集团服务品质

传统的罗湖医院集团改革，更多侧重的是医疗服务技术和水平的提高。

罗湖区人民医院接管养老机构护理院，整合形成老年病医院，为养老机构提供充分医疗保障的同时，有利于实现医疗资源的更合理配置和更充分利用，在罗湖医院集团内形成“四方”联动的服务机制，推出了“医养融合、分级诊疗、上下联动、同质管理”新型医养整合照护服务，促使需基础治疗的老年人的医疗需求在老年病医院基本得到解决，既解决了养老机构“无医”的制度短板，大大增加了养老院的吸纳力，在一定程度上也缓解了三级医院的就医压力（表 10-1）。

表 10-1　老年病医院 2014 年和 2019 年门诊和住院业务对比情况

项　目	2014 年（人次）	2019 年（人次）	同比情况（%）
门诊诊疗量	13 361	18 257	+36. 64
住院人次	548	961	+75. 37

罗湖医院集团率先提出以健康为中心的改革策略，促使老年病医院和各社区健康服务中心全力以赴“预防为主”，关注健康，注重老年人健康教育，注重老年人健康素养提升，“医者仁心”在老年病医院和各社区健康服务中心得以更充分实现，进一步提升了罗湖医院集团的服务品质。

（三）医养实践扎实有为，成就行业领先标杆

罗湖医院集团敢于探索，致力于满足多元化的养老服务需求，积极作为，得到了上级部门的充分认可，罗湖医院集团及老年病医院先后被授予“全国敬老文明号”“国家首批老龄健康医养结合远程协同服务试点机构”“第一批广东省医养结合示范机构”“广东省三八红旗集体”“深圳市科学技术奖标准奖”“2020 年度深圳市科学技术奖社会公益奖”“深圳市医疗卫生机构十大改革创新案例奖”“深圳市罗湖医院集团获深圳市市长质量奖（银奖）”“深圳市三八红旗集体”“深圳市巾帼文明岗”“深圳市青年文明号”“深圳市全科医学创新发展簕杜鹃奖”“2018 年深圳市家庭发展十大品牌项目”等荣誉。医养融合实践案例入选国家卫生计生委南京人口国际培训中心 2017 年公布的“中国医养结合最佳实践典型案例”，医养融合工作经验入选为国家卫生健康委 2019 年公布的“全国医养结合典型经验案例”。

医养融合团队多次受邀以“共建、指导、咨询、培训”等多种形式分享工作经验，同时吸引了国内外 437 批次 5543 名同行前来交流，并得到认可，如浙江省咨询委办公室在《决策咨询》中发表“关于加快推进医养结合发展的几点建议——深圳罗湖区医养融合养老模式的经验启示”。

六、 医养融合发展面临的困境

（一）缺乏专科医院建设官方标准

健康老龄化是中国人口发展战略，大力发展医养结合服务则是实现健康老龄化的重要途径，其中服务单位中一个重要角色就是老年病医院，但目前国家无老年病专科医院的设置标准，导致老年病医院无建设参考的官方标准，老年病医院虽设 102 张床位，却只能按照一级专科医院标准给患者提供服务，不利于医院学科建设、人才引进、整体实力的提高和医院长期发展，不利于更高效地推动医养结合工作，为老年人提供更优质、先进的医养结合服务。

（二）缺乏完整的公共政策体系和资金的支持

医养结合作为一项应对老龄化社会的主要策略，虽然近年出台了一些关于医养结合机构服务指南等系列指导性的文件，但在医养结合方面仍缺乏完善的公共政策和资金的支持。此外，政府部门对社会养老一直存在“多头管理、各自为政”的现象，如养老工作由政府民政部门主管、社区居家养老服务由各地老龄办负责、具体医疗卫生工作则由卫生健康部门主管，这种人为分割的多头管理的格局，难免出现部门之间的推诿扯皮，最终形成谁都管却谁也不管的局面。

（三）缺乏社保基金的有力支持

失能照护、病残护理、康复护理、慢性病管理是老年人最常见、最需要的长期照护需求的来源，但目前深圳市没有从政府层面专门设置长期护理保险制度，以减轻医疗机构的运营压力和老年人长期护理的经济负担，以更好地为医养结合服务发展创建稳定的制度化费用补偿机制。此外，安宁疗护服务缺乏配套的医保支付制度来支撑，目前安宁疗护服务费用除涉及可量化的药品、材料、检查等，还涉及诸多无形服务的费用，如心理治疗、医疗咨询、家属心理安抚和人文关怀等，没有标准定价，且无法轻易对服务费用进行评价，因此，打包付费的形式认为是较为合理的支付方式。

（四）医养融合服务人才队伍建设不足

健康老龄化背景下的医养结合服务发展需要更多专业的医养结合服务人才，我国的医养结合和老年医学发展还处于起步期，虽然部分高校开设了老年医学专业，但在学生的课程培养计划中缺乏实地医学技能培训，只重视讲授相关理论知识，较少有实际接触老年人的机会，不利于培养实用型人才。目前在医养融合机构中，医护人员大多数经过系统性专业的培训，但养老护理人员匮乏，且年龄偏大，养老知识和技能培训较少，文化程度低，流动性大，无法提供高水平的护理服务。

七、结语

据相关专家预测，深圳市可能在2027年进入老龄化阶段。根据第七次人口普查数据，深圳市60岁及以上人口占比为5.36%，而罗湖区60岁及以上人口占比为8.57%，罗湖区老年人口占比远高于深圳市平均水平，正常情况下罗湖区将成为深圳市最早进入老龄化的行政区。但相较全国而言，深圳市是座年轻的城市。罗湖医院集团并未因辖区养老问题不严重，对养老问题搁置一边，而是积极作为，“未雨绸缪”地前瞻性布局医养融合工作，以“干事创业敢担当”态度积极推动医养结合工作的开展，突显了罗湖医院集团的责任意识。

罗湖医院集团充分利用集团化的资源优势，坚持“以人民健康为中心”的服务理念，积极整合各类资源，通过医疗服务“嵌入”养老服务，通过“四方”联动的服务机制，构建以居家为基础、社区为依托、机构为补充、医养相结合的养老服务模式，致力打造高质量的“医养融合”服务创新模式，大大补足了养老服务的供给短板，更充分地满足老年人多元化的健康养老需求。不仅打通了健康养老的“最后一公里”，还着力提升人生“最后一公里”的生命质量，大大提高了老年人生活的幸福指数，为城市公立医院集团结合当地实际、前瞻性布局医养融合的创新发展积累了经验，创建了样板，为“病有良医、老有颐养”的美好梦想提供了可行的案例探索，也必将为提升深圳“双区”建设和“湾区枢纽、万象罗湖”的品位和成色贡献更多力量。

参考文献

[1] 朱凤梅,苗子强. 老龄化背景下“医养结合”的内涵、现状及其困境[J]. 中国卫生经济,2018,37(3):11-15.

[2] 罗湖区统计局. 罗湖区第七次全国人口普查公报[EB/OL]. [2021-06-

09]. http://www. szlh. gov. cn/gzcy/zcjd/2021/jdlhqdqcqgrkpczysj/zcyw/content/post_8972392. html.

[3] 徐佩,王鸿江. 失能老人整合照护模式探析[J]. 劳动保障世界,2019(27):30-32.

[4] 黄健元,杨琪,王欢. 我国养老服务体系发展:从医养结合到整合照护[J]. 中州学刊,2020(11):86-91.

[5] 石睿. 健康中国战略背景下对“医养结合”养老模式的思考[J]. 管理观察,2019(18):167-170.

[6] 王燕妮,宋晰. 医养整合照护国际进展[J]. 中国护理管理,2019,19(2):161-164.

[7] 龚俊杰. 医养结合社区居家养老模式[J]. 中国养老杂志,2020,40(8):1777-1781.

第十一章

世界卫生组织老年整合照护模式实践——北京市朝阳区试点

一、 背景

世界卫生组织2015年发布的《关于老龄化与健康的全球报告》首次提出，老年人群健康需求不应按年龄划分，而应根据功能情况分类，给予医疗卫生、长期照护、环境支持等方面的综合干预。2017年，世界卫生组织进一步汇集了全球在这一领域的科研成果，发布《老年整合照护：针对老年人内在能力减退的社区干预措施指南》，并于2019年10月1日推出老年整合照护实施路径和工具包，明确提出应在社区内开展对功能减退和照护需求的筛查、提早预防和管理失能风险、快速发现照护需求人群，将整合照护作为优化老年人功能、提高生活质量的核心模式。这一模式的全球首批试点于2020年开始在7个国家进行。中国北京市朝阳区医养整合照护服务试点就是全球首批试点之一，同时作为中央财政支持的第4批“全国居家-社区养老服务改革”试点项目，在北京市政府和全国改革试点经费支持下，选择符合条件的人群，探索医养整合照护模式从筛查到干预的实施可行性与对老年人健康的影响。

北京市朝阳区医养整合照护服务试点对健康老龄化服务体系进行了前瞻性顶层设计，探索将社区居家养老服务和老年人对医疗卫生的刚性需求结合，建立起成熟化、规范化、可复制、可持续的医养结合模式。在基本维持现有资金支持水平的情况下，以创新方式保障人民全生命周期的健康和照护需求及

本章内容由青松康复护理集团王燕妮、北京协和医院老年医学科刘晓红主任及胡琳琳共同撰写。

时得到满足，积极推动北京市健康养老服务业的全面发展，是政策和研究、理论和实践相结合的一次创新。牵头执行本次试点的青松康复护理团队自2004年开始，专注于居家-社区康复护理服务，对于规模化、规范化、专业化项目实施有丰富的实践经验；该团队还率先将产研结合，与北京协和医院老年医学团队一起，联合各级医疗机构共同探索院内外连续医疗、整合照护服务模式，将医疗资源-社区居家-养护机构资源进行整合联动，为本次试点项目的开展奠定了坚实的基础。

二、方案设计

本次试点实施周期为2020年9月—2021年8月，试点范围以北京市朝阳区为主，辐射部分其他区县，覆盖人群即试点区域内老年家庭，通过评估入组方法对2000位参与试点的老年居民及其家庭进行整合照护服务，设干预组500人，对照组1500人。

为了保障试点能够充分尊重各社区落地实施的具体情况，试点工作组通过合作对接覆盖北京市各级医院、社区卫生服务中心、养老服务驿站等机构，在行业内开展整合照护理念普及，对从业人员进行整合照护服务模式宣教，对参与试点实施工作的医护人员开展医养整合照护系统化和有针对性的培训赋能，并且帮助其参与到试点项目的宣传教育与具体服务实践中。

本次试点内容围绕每个老年人的具体需求和整合照护服务侧重点，全盘考虑，涵盖医疗、养老、康复、护理等方面的内容（图11-1）。

1. 风险人群筛查识别（全体）　采用经过本地化及信效度验证的世界卫生组织老年整合照护筛查问卷，对社区老年人开展失能风险的筛查，识别出近期内存在风险因子、有一定程度失能风险的人群（图11-2）。首先由社区或机构进行项目需求的对接，投放项目宣传资料，实施筛查招募，通过自我筛查、医护筛查、电话复筛等一系列工作，筛选入组对象。对于无法入组的居民，结束服务并匹配合适的医疗资源。对于入组的居民则实施进一步的评估、方案制定、随机分组等。

2. 综合评估（全体）　对筛查识别出的失能风险人群，由社区医护人员完成进一步的综合评估，帮助老年人及家属全面了解老年人的健康状况，进行跟踪监测。综合评估涉及日常生活活动能力、认知功能、运动功能、营养状况、跌倒风险等多个方面的内容。社区医护人员以线上或者线下的形式，借助ADL量表、MMSE量表、SPPB量表等工具对入组对象进行日常能力、认

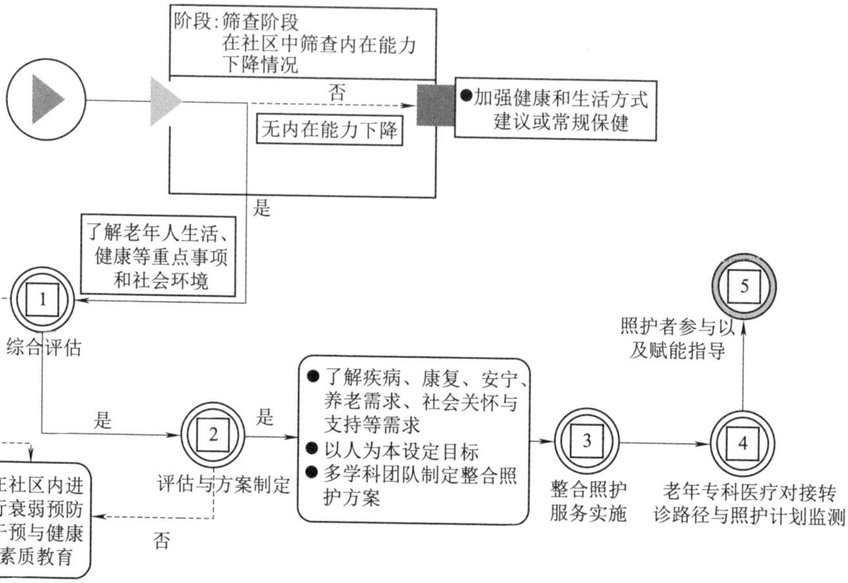

图 11-1　经过本地化开发与验证的医养整合照护路径及工具

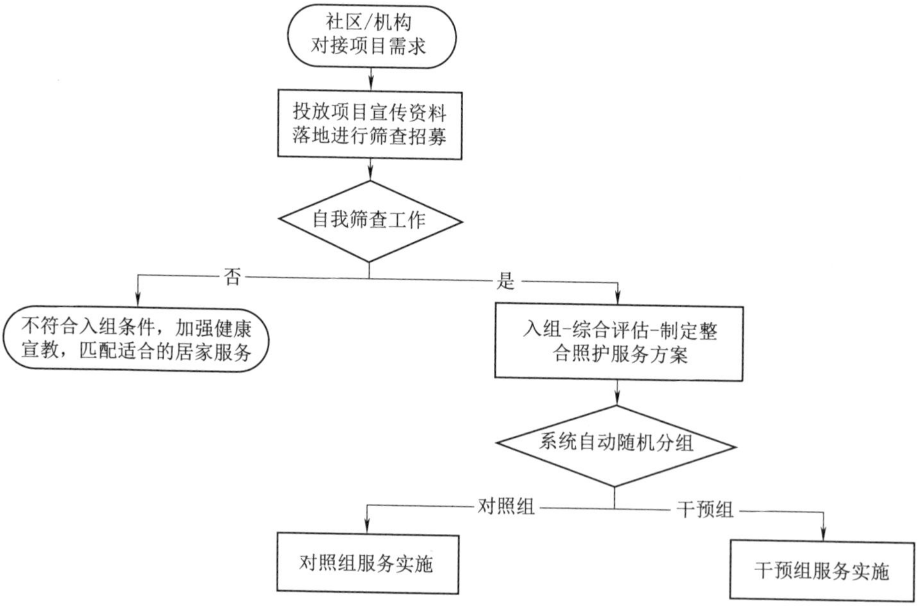

图 11-2　医养整合照护试点筛查路径

知能力、内在能力等方面的评估，并结合居民健康档案等进行疾病综合评估，除此之外，社区医护人员也会对入组对象进行需求评估，评估入组对象的日常生活活动需求、居住环境，并根据对象的实际需求对照护目标进行识别、设定、排序。

3. 医养整合照护方案制定（全体）　根据综合评估的结果，由整合照护师、护士、家庭医生、专科医生、营养师、心理咨询师、康复师、社工等组成的多学科团队对入组对象改善功能进行讨论，设定个性化的照护目标，商定干预措施，制定个性化医养整合照护方案并进行监测与跟进。

4. 医养整合照护方案实施（干预组）　进行筛选分组之后，通过《远程指导记录》《健康宣教册》、健康管理小工具等对干预组进行专业照护知识指导、健康素质教育。在此基础上，实施整合照护服务，并做好服务实施记录，同时还开展定期随访，进行阶段性评估（图 11-3）。

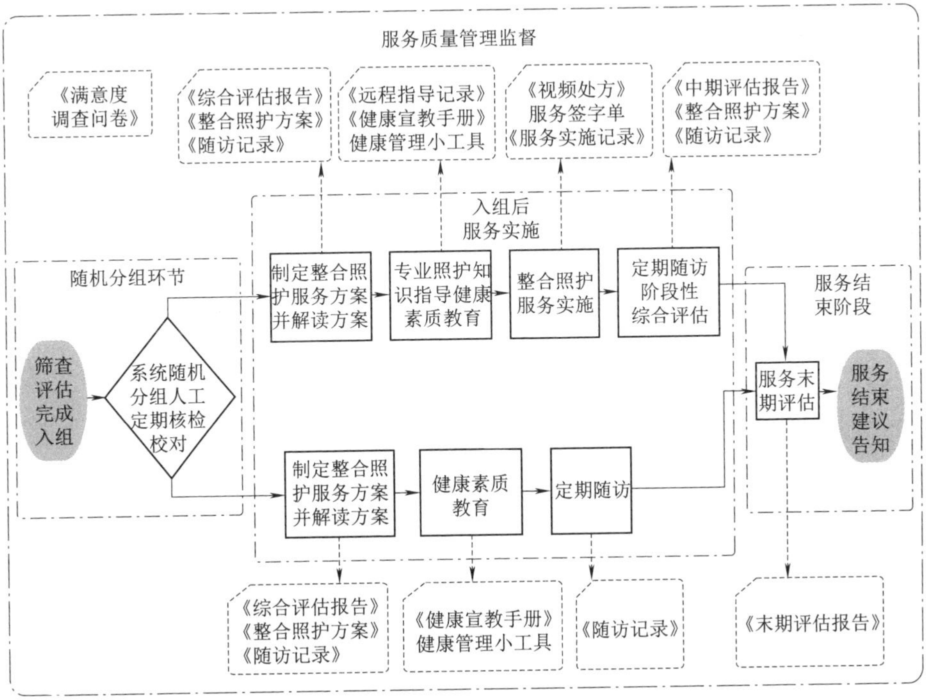

图 11-3　医养整合照护试点项目实施方法

在医养整合照护服务方案的实施阶段，由经过赋能培训的整合照护师为老年人提供居家/远程康复护理服务，监督老年人及家属按照视频处方进行康复护理操作，指导老年人使用健康小工具，同时也对老年人进行营养管理。整合照护师在服务过程中，会对试点居民及家庭成员进行医养整合照护服务支持，既对老年人常见问题进行日常干预，又对家庭照护者开展赋能培训和指导。此外，为了使老年人得到更完善的照顾，多学科团队还为有需要的老年人提供远程会诊服务或一些必要的专项服务，如抽血送检等。不仅如此，项目组还根据老年人需求改造其居家环境，配以适当辅具，预防跌倒的发生。工作小组对参与项目的老年人健康状况进行跟踪，保证其接受服务的连续性，并根据老年人的功能改善及时调整照护计划。

5. 试点效果及满意度评价（干预组为主，兼顾对照组）　通过对参与试点的老年人进行定期综合评估与复评，并在老年人和试点实施的医护人员中进行满意度问卷调查，收集老年人健康状况和需求的变化数据，并从主观满意度等数据进行综合评价，为工作质量持续改进提供依据。

三、 干预效果数据分析

（一）试点居民健康状况分析

本次试点覆盖群体为试点区域内老年家庭，筛查覆盖 33 504 人，完成复筛 7482 位老年人，完成评估入组 2148 人，纳入干预组 537 人，对照组 1611 人。以下是干预组和对照组的基本信息（图 11-4），可以看到两组性别、年龄、受教育程度都比较一致，其数据是有可比性的。

本次试点的两组老年人患病情况也具有较好的可比性（图 11-5）。其中，慢性病的患病率从高到低依次是：高血压（67.0%～69.8%），糖尿病（30.4%～32.3%），冠心病/心脏病（22.4%～26.8%），高血脂（15.6%～17.6%），脑卒中/脑梗死/脑出血（14.6%～14.9%），关节炎/风湿病（8.9%～12.6%）。存在视力问题的老年人也有 8.5%～12.8%。由于本次项目需要使用电话和互联网视频通话等工具，存在听力问题和认知障碍的老年人客观上无法接受服务，没有纳入试点。

对比干预组和对照组老年人在接受医养整合照护前后的健康指标，可以看出，即使受到新冠疫情影响，参与试点的老年人的主要慢性病都得到了很好的管理，其中干预组的老年人病情改善情况更为明显（图 11-5）。

所有接受了医养整合照护服务试点的老年人身心功能都没有出现大的波动，很好地保持了健康水平。尽管试点实施的时间有限，仍然可以观察到参与试点的老年人在日常生活活动能力、心理精神状态等方面均略有提升，特别是干预组的心理精神状态提升较为明显（图 11-6，图 11-7）。

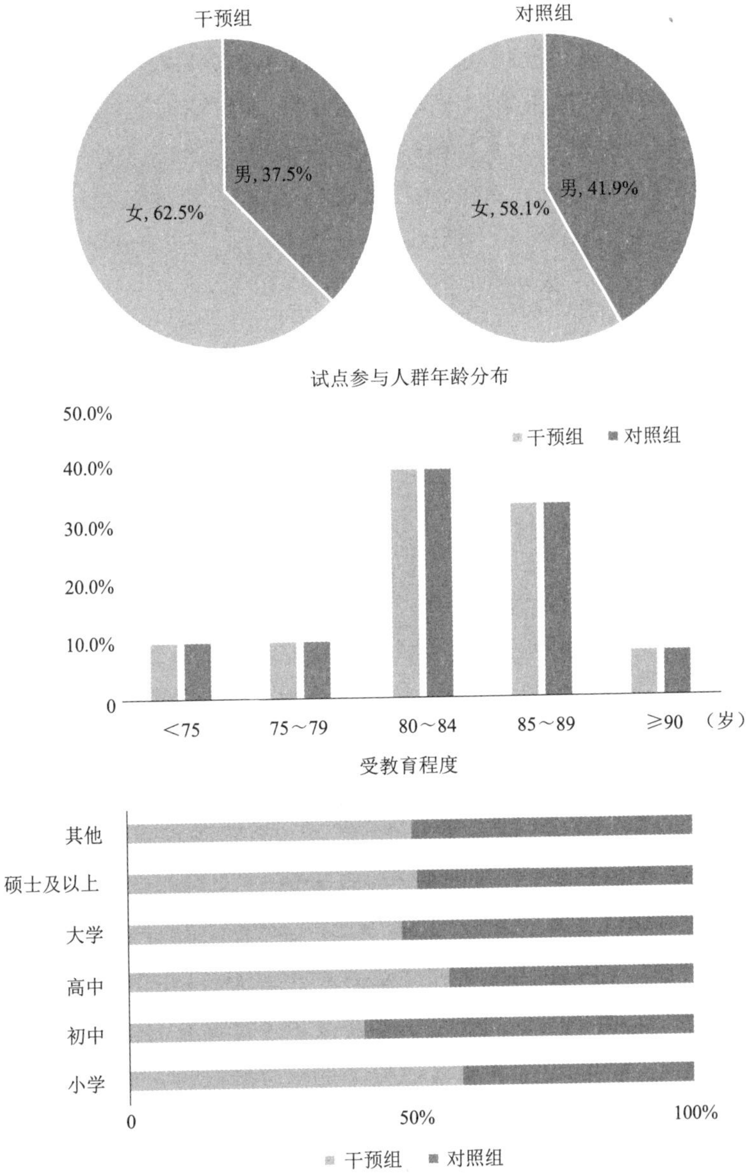

图 11-4　干预组和对照组基本信息

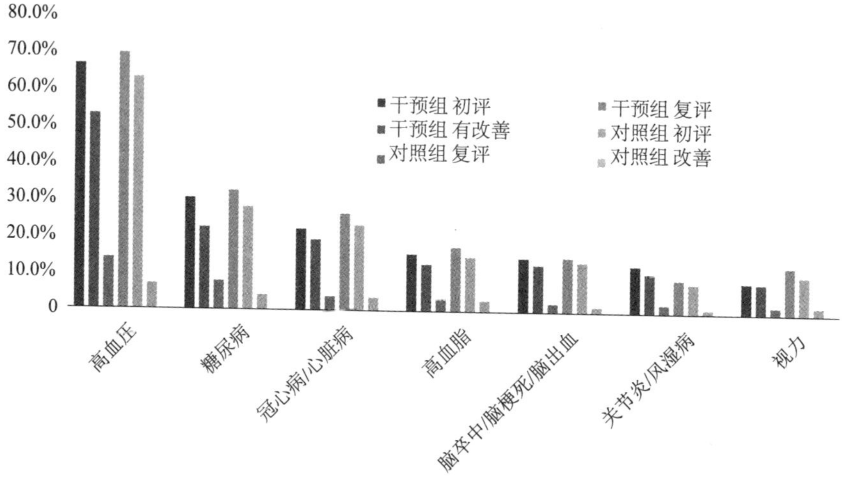

图 11-5　干预组和对照组健康干预效果比较

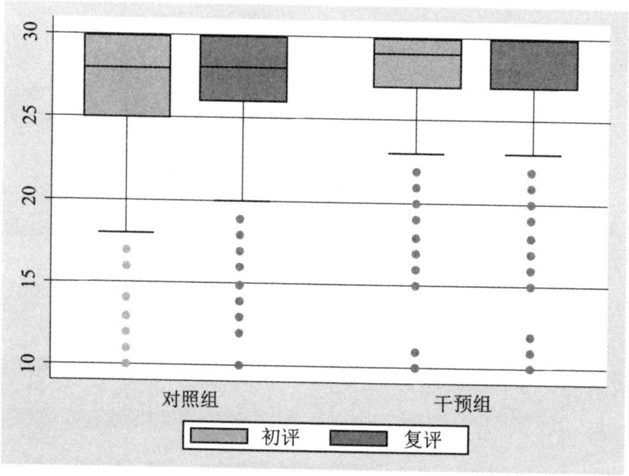

图 11-6　心理精神状态（MMSE）前后对比

由于医养整合照护的干预重点是帮助老年人提高其内在能力和促进功能发挥，本次试点中所有老年人的体能状况都略有提升，干预组的提升更加明显（图 11-8）。当然，这一数据也需要更长时间的试点才能得出更有统计学意义的对照结果。

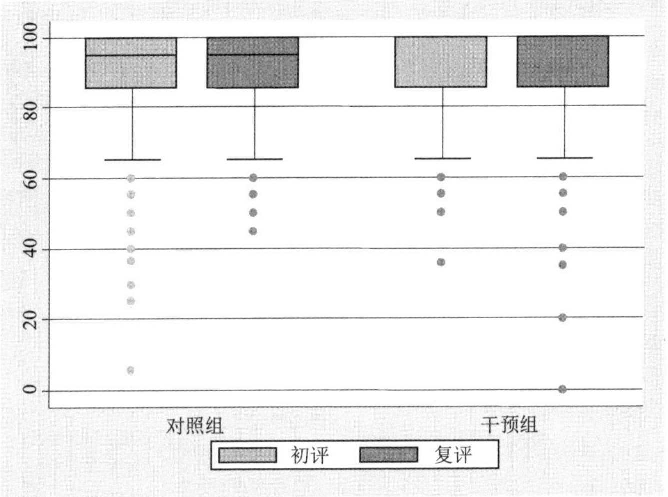

图 11-7　日常生活活动能力前后对比

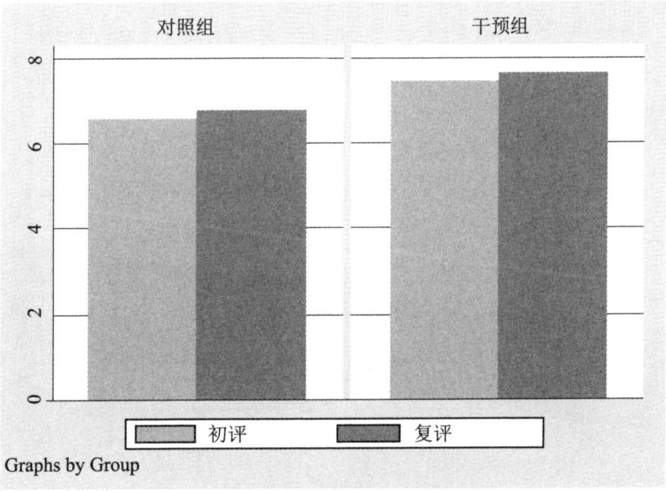

图 11-8　体能状况平均值前后对比

对于营养状况（图 11-9），本次试点的数据没有显示出具有统计学意义的差距。对部分老年人存在的抑郁症状（图 11-10），干预组和对照组都显示有一定的改善，但还需要进一步研究。

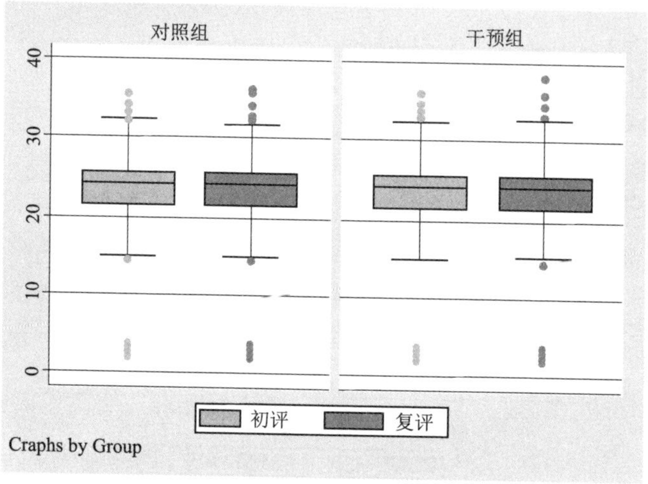

图 11-9　营养状况前后对比

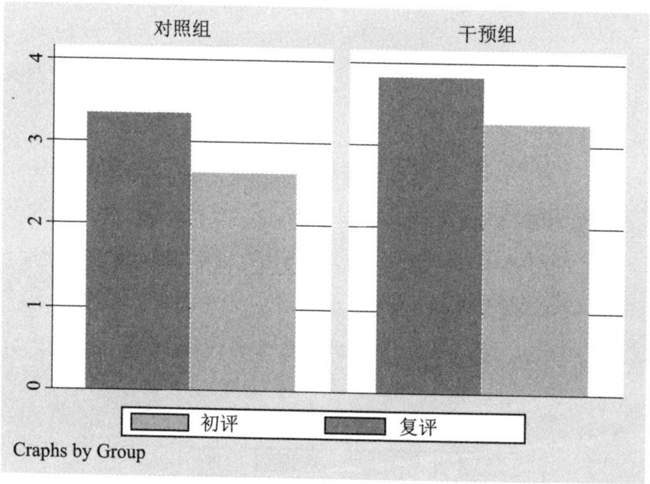

图 11-10　抑郁症状前后对比

另外，本次试点没有空白对照，即所有参与的老年人都得到了医养整合照护的综合评估和针对性的健康方案，即便对照组没有进行额外的干预，也获得了较好的健康维护效果。结合满意度调查数据，可以看到实施医养整合照护对于解决老年人对健康方面的一些核心诉求能起到及时、有效的响应，提高老年人对于健康服务的获得感。

（二）试点居民医疗资源使用情况比较

在本次试点中，还以干预组为主进行了医疗资源使用变化情况的调查，重点了解试点居民在 2020 年下半年（本次试点筹备和入组阶段）及 2021 年上半年（试点实施阶段）的就医频次和医疗花费（图 11-11）。

数据显示，与 2020 年下半年相比，2021 年上半年参与本试点的老年人有 7. 7%减少了就医次数，14. 3%降低了医疗花费。2021 年上半年，就医次数为 0 的老年人增加了 30. 9%，医疗花费为 0 的人数则增加了 15. 4%。

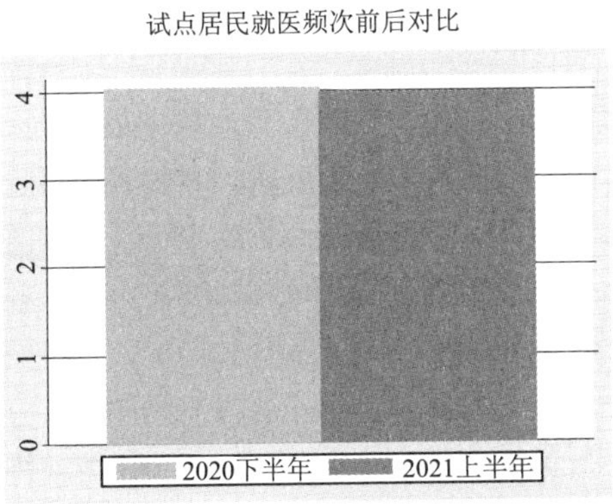

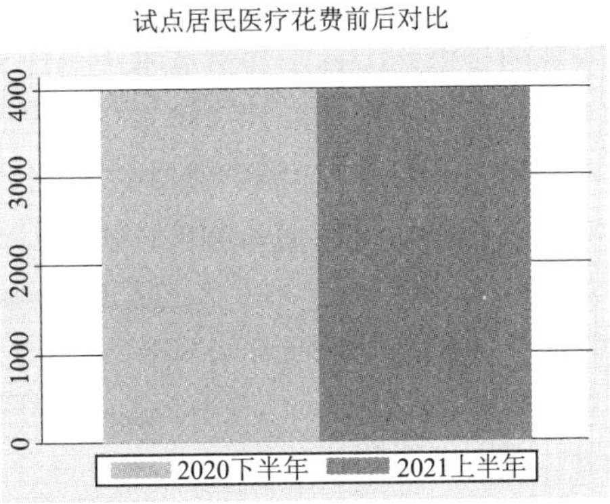

	2020下半年	2021上半年	变化
平均就医频次	4.10	4.00	-2.43%
人均医疗花费	￥3900.96	￥3899.65	-0.03%

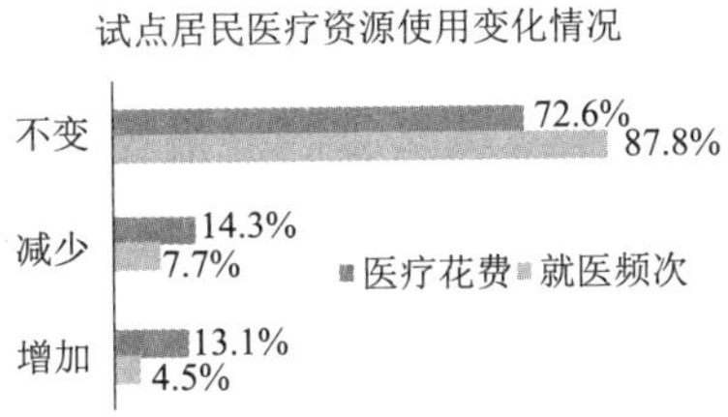

图 11-11　试点居民医疗资源使用情况

尽管影响老年人就医频次和医疗花费的因素很多，试点本身的影响只是诸多因素之一，而且在试点实施的短时间内无法获得足够精确和更大量的数据进行深入分析，但医养整合照护的经济效益分析仍然是非常值得持续试点关注的重要指标。

四、试点经验

（一）整合资源，统筹协调

青松康护作为整合协调机构，以试点工作组的身份进行协调，整合社区卫生服务机构、养老驿站、医院部门等多方资源，搭建沟通体系，建立多学科跨机构专家团队，优化规划设计，广泛开展试点内工作调研、积极开展试点工作实施、评价监管各环节的管理机制与执行质量，确保试点效果，并借助社区机构、行业协会、学会等力量共同推广。在试点牵头及合作单位各方资源的背书下，逐步将试点推上正轨。

在项目实施前期，项目组对于民政系统相关部门（如街乡政府各级单位、社区养老驿站等）、卫生健康系统相关渠道（如各级医疗机构、各专科团队、疾控中心等）进行逐一对接，实现以试点项目为“纽带”、各部门按计划按需求“接力”的整合目标。在实施过程中，通过试点团队的资源协调，做好各级资源的连贯对接工作，完成试点居民从入组筛查到综合评估，从整合照护到效果评价的整合照护服务模式闭环探索。根据试点居民群体的照护需求分析，本次试点与各级医疗机构的急诊科、老年医学科、心理科、心内科、神经内/外科、创伤骨科、肿瘤科、康复科、药剂科等专科团队，以及社区卫生服务中心/卫生服务站、社区养老服务中心/养老驿站等共 213 家机构达成试点合作，以此将整合的专业资源运用于试点工作中，实现以人为本、医养整合照护所需的各项资源间的有机协调和协作。

此外，本次试点利用调研访谈，收集试点居民的个人就医情况，参照过往费用数据，核定医疗、护理、整合照护管理的整体支付标准，按人头定额拨付给牵头机构，实现打包服务、打包付费的双打包机制。以牵头单位为主导，整合各类资源构建服务网络，覆盖全部服务，负责支付相关费用和服务转换。后续研究还需要从支付机制引导服务资源配置的角度，更深入进行保险保障协同创新的顶层设计探索。

（二）宣传与培训方式多样

试点围绕医养整合照护理念对试点内居民进行全民宣传教育，包括大众科普传播和对政策制定、服务管理和一线工作者的针对性培训。培训中，试点工作组结合实际情况与客观因素，合理设计出分级学习的培训体系，采用线上自主学习模式与远程考核测试工作方法，突破时间与空间的局限，加速了一线团队的学习培训进度，同时确保顾全疫情防控的大局。

为了保障试点服务能够充分尊重各社区落地实施的具体情况，试点通过与213家医院、社区卫生服务中心、养老服务驿站等机构的合作对接，完成行业内整合照护理念普及共计22 705人，实现对从业人员进行整合照护服务模式宣教超过5300人次，对参与试点实施工作的医护人员开展医养整合照护系统化和有针对性的培训赋能共计431人、完成必修课程2586学时，除此之外，根据后台数据统计，每个人平均参与选修课程约12.5学时，试点培训时长累计达7974学时，过程中专业答疑均有项目组督导师实时跟进。

本次试点项目中，不仅对试点居民及参与项目推广宣传的社区、养老机构、医院科室与社区卫生服务机构进行了线下物料的制作与投放推广，也通过北京电视台、《北京日报》、腾讯新闻、新浪微博、微信公众号等线上渠道，以及各社区养老服务驿站、社区卫生服务中心、多家养老机构等线下渠道进行宣传，实现了医养整合照护服务理念科普覆盖超过50万居民。

（三）注重照护团队的建设

本次试点对参与项目的医护工作者们进行培训赋能和重新定位，根据医养整合照护模式特点，将所有参与实施的专业人员定位为整合照护师。选拔及培训对象均为医疗服务机构的专业人员，包括但不限于老年科、全科、营养科、康复科、肿瘤科医师、社区卫生服务中心保健医生、护士、社会工作者等相关专业队伍。对上述专业团队参与医养整合照护工作，项目组提供了体系化、标准化的高效培训，确保团队的专业技能和服务意识都能够符合试点要求。除此之外，项目组还根据试点各阶段收到的反馈和建议，对于培训和考核的流程进行了持续优化改进，如将标准化培训课程制作成模块化线上学习系统，在每个模块后及时进行知识点的复习与测验，并将原有的一对一评估和照护方案考核调整为分组线上培训、答疑、复习与小组现场考核，在照顾到专业人才需求的同时，也有效提高了人才培养的效率。

整合照护核心团队的认同和满意是关系到模式是否可行、能否顺利实施的重中之重。在执行试点工作期间，项目组对于整合照护师们的管理与支持工作必不可少。有良好的运营支持才能够有优质的照护服务，为此特设项目运营质量的相关标准，如确保工作周期安排合理、系统工具调试和技术保障工作及时有效、工作文件审核安排合理及薪资核算发放及时等内容。数据显示，97%的专业人员能够适应本试点的时间安排、难易程度及工作形式，仅有3%的人员因为防疫接种等工作安排与试点项目工作冲突导致不适应，后续工作中将更全面考虑该类客观因素。

（四）信息同步，有效沟通

整合照护涉及不同层级医、康、养各类机构各方面专业人员和队伍，由于各自的专业背景和对项目的理解程度、参与经验不同，在沟通中容易出现偏差，影响照护资源协调和试点推进效率，增加各方磨合成本与合作压力。对此，试点执行团队率先梳理医养整合照护路径及相关理念并将其本地化，采用信息化平台确保路径和标准相关信息的同步性，同时建立了常见问题知识库，针对不同人群（如老年人和家庭成员、社区工作人员、各级医疗机构医护人员等）准备恰当的图文和视频资料，开展以目标和结果为导向的标准化宣教、培训与考核，统一理论认识，一致实践行动。消除低效、无效沟通，确保各方目标一致、信息同步。

本次试点周期较短，参与试点居民属于高龄人群，患病种类多、个体健康情况复杂，在试点实施过程中，项目组注重及时有效沟通，管理居民及家属的心理预期目标，同时在服务过程中定制适合居民自身的服务内容，传授其健康管理相关方法，从而使老年居民们对自身健康状况的干预效果在准确认知的基础上保持客观预期。试点居民对于整合照护师的服务内容及服务态度总体满意度达到99%，表现优秀的整合照护师得到了试点居民的普遍表扬与感谢。

（五）信息化工具辅助

信息化技术平台作为本次项目实施的重要工具，是有效落实医养整合照护模式、在执行过程中大幅度提升工作效率的关键因素之一。本次试点对于信息化技术平台进行了持续开发迭代，不断优化升级。试点实施过程中，利用互联网大数据、信息化工具平台助力服务，提升各执行单位、机构、部门、整合照护师之间衔接环节的效率，做好服务实施的质量保障。

其中最大的亮点之一即评估工具遵循世界卫生组织《老年整合照护路径指南》，并在本地化基础上实现了评估路径标准化和工具化开发。利用信息化技术平台，实现评估路径辅助决策，平台页面内容清晰、简洁、易操作，评估指标路径自动弹出、智能建议，提升评估效率，减轻整合照护师评估工作压力，避免由于个人经验盲点造成的质量风险。

针对项目设计所提出的质量要求，试点进一步完善了医养整合照护方案制定的工具，结合人工智能和机器学习等技术，不断优化平台算法，使整合照护方案的制定过程更加专业和高效，形成建立在标准规范基础上的个性化工作利器。在试点实施过程中，信息化技术平台能够满足试点项目与各监管机构、组织、部门的数据对接与联动需求，并能保障多渠道、多人同时在线操作、上传数据等使用需求，确保数据运行稳定，可支持更大范围、更长周期的项目使用。

五、总结与展望

以人为本、协调跨机构多学科资源进行失能失智预防和早期干预的医养整合照护试点得以在我国率先实施，得益于积极应对人口老龄化、将健康融入所有政策的国家战略，也为我国在老龄健康方面基于证据的政策开发奠定了基础。试点第一阶段所进行的宝贵探索实践，还需要更进一步的研究分析，为后续更长期、更大范围的试点提供有价值的经验参考。

随着联合国“健康老龄化行动十年（2021—2030）”正式开启，全球各国对于实施老年整合照护的决心和动力十足。期待我国可以抓住这一契机，积极赋能老年群体参与到实施方案的制订中，为参与其中的机构和服务队伍提供有效的激励机制和培训支持，在相关的支付改革、照护者支持、标准化基础上的本地化实践方面鼓励创新，成为引领积极、健康老龄化大潮的先进典范。

参考文献

[1] 世界卫生组织. 关于老龄化与健康的全球报告[R]. 日内瓦,2015.

[2] 世界卫生组织. 老年整合照护:针对老年人内在能力减退的社区干预措施指南[S]. 2017.

[3] 王燕妮,宋晰. 医养整合照护国际进展[J]. 中国护理管理,2019,19(2):4.

[4] DIXON A. The United Nations Decade of Healthy Ageing requires concerted global action[J]. Nature Aging,2021,1(1):2.

[5] JPM A,ML B,MM C,et al. WHO's report for the decade of healthy ageing 2021-2030 sets the stage for globally comparable data on healthy ageing[J]. The Lancet Healthy Longevity,2021,2(3).

第十二章

社区居家医疗照护——北京市丰台区的探索

一、背景

我国是世界上老年人口最多的国家，老龄化速度较快。失能、部分失能老年人口大幅增加，老年人的医疗卫生服务需求和生活照顾需求叠加的趋势越来越显著，健康养老服务需求日益强劲，然而目前有限的医疗卫生和养老服务资源，以及彼此相对独立的服务体系远远不能满足老年人的需要，迫切需要为老年人提供医疗卫生与养老相结合的服务。党中央、国务院高度重视医养结合工作，党的十八大以来作出一系列重大决策部署，先后出台了《关于推进医疗卫生与养老服务相结合指导意见的通知》《关于深入推进医养结合发展的若干意见》《关于推进养老服务发展的意见》等文件，使医养结合的政策体系不断完善、服务能力不断提升，人民群众获得感不断增强。

丰台区卫生健康委贯彻落实党中央、国务院决策部署，深入推进社区居家医养结合发展，先后出台了《丰台区贯彻落实〈北京市居家养老服务条例〉的实施意见》《丰台区空巢独居老年人医养结合工作实施方案》《关于推广为社区居家老年人开展家庭卫生服务工作的通知》和《关于下发 2019 年丰台区社区居家医养结合工作实施方案》等政策文件，采取政府经费补助形式，积极动员基层医疗卫生机构参与，发展社区居家医疗照护服务，取得了一定的成效。

感谢北京市丰台区社区卫生服务管理中心林庆、孙媛媛对本章内容撰写提供的帮助和指导。

二、主要做法

1. 服务对象　根据《丰台区空巢独居老年人医养结合工作实施方案》要求，丰台区社区卫生服务机构将辖区内高龄、重病、失能、部分失能及计划生育特殊家庭等行动不便或确有需求的老年人作为重点服务对象。

2. 服务内容（图 12-1）　通过对服务对象的健康状况进行评估，与符合条件的老年人签订居家医养结合上门服务协议，根据患者病情及评估情况确定其上门服务类型为治疗型、康复型及舒缓照顾型，并根据需求提供符合医疗安全原则的针对性服务。治疗型是指诊断明确，需要在家庭进行治疗及疾病相关护理的患者。康复型是指出院后恢复期仍需继续康复治疗的患者，如脑血管病患者。舒缓照顾型指自然衰老，主要针对脏器衰竭、生活不能自理者，疾病晚期、需进行支持疗法的患者，以及需要姑息治疗和减轻痛苦的晚期癌症患者。

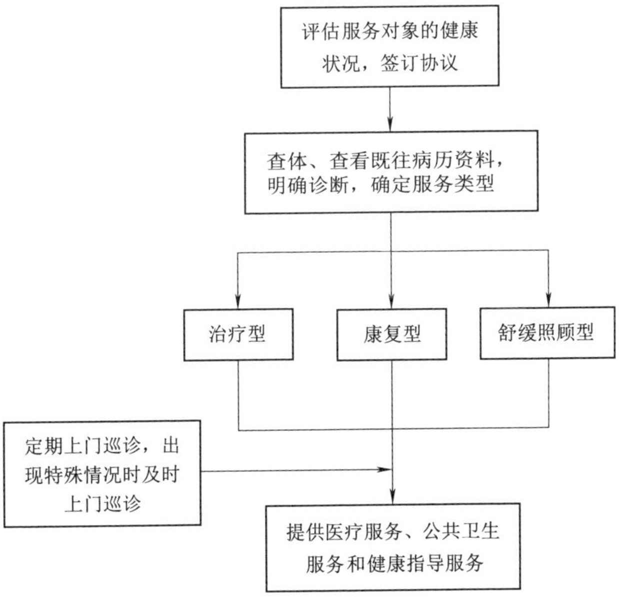

图 12-1　社区居家养老医疗服务内容

按照不同类型，由具备执业医师和执业护士资格，并通过社区岗位培训的社区卫生服务机构医护人员组成的医疗团队定期上门巡诊，或在患者出现病情变化时上门巡诊。除静脉输液、肌内注射、管道护理、伤口护理、造口护理、中医适宜技术、中医药等医疗服务外，还提供健康指导服务，包括压疮预防护理指导、跌倒预防及居家照顾指导、烫伤预防指导、窒息风险预防指导，以及综合评估、康复指导、用药指导、饮食指导、临终护理指导、健康教育、心理咨询、健康管理等公共卫生服务。

3. 服务流程（图 12-2）

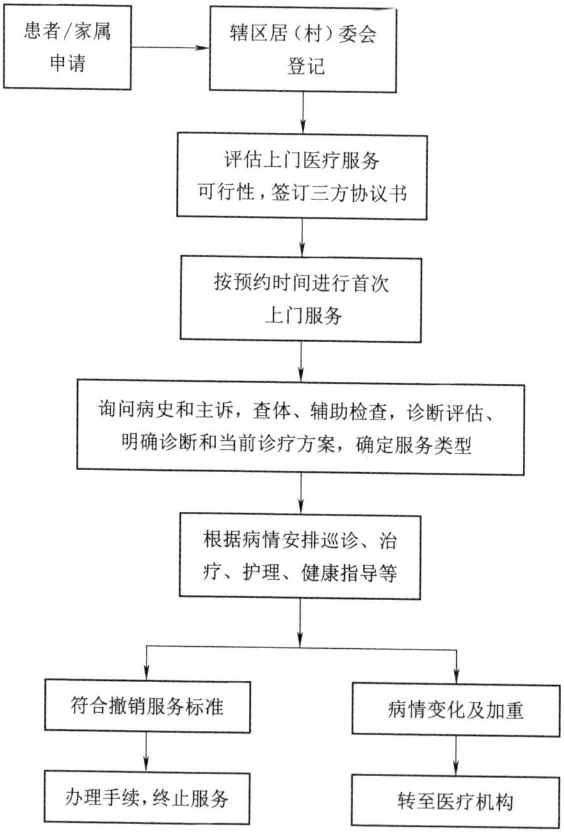

图 12-2　社区居家老年人医疗护理服务流程图

丰台区居家医疗护理服务流程规范如下。

（1）申请：符合条件的老年人向辖区居委会申请居家养老医疗服务，并简要陈述病情及医疗需求，居委会登记相应信息留存。

（2）报备：居委会向社区卫生服务中心提出需求，转述患者病情及需求，社区卫生服务中心根据情况进行粗筛，明确是否入户评估并做好备案登记。

（3）预约：粗筛可以提供上门评估的老年人，由社区卫生服务中心与居委会联系，预约上门时间，并通知老年人及家属；因病情较复杂不能提供上门医疗服务的，由家庭医生团队做好解释工作，告知原因。

（4）评估：社区卫生服务中心与居委会在老年人申请一周内（连续7天），按照预约的时间上门进行评估。

（5）确认：上门评估后，可以提供居家养老服务的老年人进行详细查体、查看既往病历资料，明确诊断和当前治疗方案，梳理老年人当前用药并指导，确定老年人服务类型。不能提供居家养老医疗服务的老年人，由医务人员耐心解释不能提供服务的原因，取得老年人及家属的理解。

（6）沟通：医生结合病情及老年人需求制订巡诊计划和治疗方案，在第三方在场情况下与老年人及家属沟通，确定治疗方案、明确服务类型及服务终止节点等内容，写入空巢独居老年人家庭卫生服务知情同意书、“居（村）委会-社区卫生服务机构-老年人”三方家庭卫生服务协议书，并由三方共同签署。

（7）首次治疗：明确治疗方案后，社区卫生服务医务人员可在上门当天开展首次治疗及健康指导服务；若因携带医疗用品不能满足实际需要，则约定第二天上门时间开展服务。

（8）巡诊：按照既定治疗方案开展巡诊，医生应根据病情及制定的巡诊方案确定巡诊频次、护理人员巡诊按医嘱执行。

（9）服务截止：①一般情况。治疗型患者的治疗终点为患者的本次居家养老医疗问题得到有效解决，如外伤痊愈、胃管或导尿管拔除、关节/颈肩腰痛缓解等情况；康复型服务终点为疾病得到一定控制、缓解、功能得到大部分恢复或继续治疗已无促进功能意义等情况；舒缓照顾型服务终点为患者生命结束。②特殊情况。接受家庭卫生服务的患者及家属要求提前终止服务协议，经患者或家属签字后办理撤消服务手续、患者及家属不能继续配合诊疗、患者搬离本辖区、病情变化需转诊进一步治疗者。

4. 费用支付　丰台区按照“一个街道一所中心”的原则，由23所社区卫生服务中心覆盖全区21个街乡镇空巢独居老年人的居家医养结合医疗服务工作（暂不含独立法人社区卫生服务站）。丰台区建立家庭医生上门服务激励机制，按照每次入户100元标准对家庭医生上门服务给予补贴。治疗型、康复型、舒缓照顾型。三种类型每人每年补贴不超过2400元、2400元、4800

元。自2016年以来，丰台区财政累计补助居家医养结合上门服务经费745.01万元，用于补助提供上门服务的医务人员，列在绩效工资外收入。

5. 风险管理　为合理解决医养结合服务所存在的医疗风险，确保医、患的合法权益，对于家庭卫生服务所引起的医疗纠纷均需经由丰台区成立的医疗纠纷调解委员会协调处理或通过司法程序处理。机构无权调节居家养老服务过程中产生的医疗纠纷。此外，为保证医务人员权益，规避医疗风险，经与人保财险协调，设立居家养老服务医责险，按照170元/人的标准投保。

三、效果

2016年，丰台区有7家政府办社区卫生服务中心参与居家医养结合的试点工作，2017年5月推广至全区14所政府办社区卫生服务中心。2018年全区已有23所社区卫生服务中心纳入该服务，实现全区覆盖。自2016年以来，丰台区社区卫生服务机构共为5656位符合条件的老年人签订居家医养结合协议，提供肌内注射、管道护理、伤口护理、健康教育、心理咨询、健康管理等服务74 501人次，提供中医适宜技术服务4394次，提供心理服务6000人次。截至2021年3月31日，提供上门评估及各类服务达7万余人次。丰台区财政累计投入到位绩效工资额度之外的家庭医生上门服务经费745.01万元，用于补助提供上门服务的医务人员。在近2年的运行中，丰台区社区居家医养结合项目没有接到涉及服务和费用的信访和投诉。

四、特色和经验

1. 特色的医疗病历　丰台区参照北京协和医院病历模式及书写规范，制定了丰台区居家医疗服务的病历模板。其中除老年患者的基本信息和诊断信息外，还包括居家养老医疗服务类型等信息，使医疗服务有理有据，便于及时调整治疗方案，使老年患者得到充分的照护和规范化管理。当患者服务终止后，医务人员将整理好的病历等相关医疗文书资料上交机构医务管理部门，由机构医务管理部门对其进行质量控制管理。

2. 专业的技术培训　丰台区卫健委、丰台区社区卫生服务管理中心组织部分丰台区岗位练兵区级师资编写了《北京市丰台区社区居家护理常用技术操作手册》，用于指导丰台区社区护士居家护理规范操作。该手册选择部分适合居家开展的护理操作内容，重点增加了入户前评估和针对患者及家属的健康指导内容，便于护理人员日常工作应用，进一步提升丰台区居家医疗护理服务质量。

3. 创新的智慧模式　2018 年，丰台区针对辖区空巢、独居老年人基数大、生活照顾及精神关怀需求迫切等情况，在丰台区推行了“智慧养老”新模式——“连心通”。“连心通”以丰台区老年人需求调查结果为基础，依托“互联网 + 大养老”综合技术支撑平台，整合区民政局、区卫健委等部门与各街乡（镇）涉老服务资源，为佩戴“连心通”腕表的老年人提供精准高效的生活服务、养老服务和居家医疗服务等。“连心通”为居家医疗服务提供了信息支撑，佩戴“连心通”腕表的老年人可以通过表上的按键直接联系“连心通”服务调度中心提出服务需求，调度中心将根据老年人提出的要求派发服务单，涉及居家医疗服务，由社区卫生服务机构提供服务。平台还建立了社区志愿者信息档案、服务档案、老人健康档案等，并将这些服务信息汇集，建立统一的大数据信息中心，在提高服务效能的同时，也为政府决策提供支持。

五、 存在的问题和挑战

1. 基层社区卫生服务机构人员紧缺　根据《中共北京市委、北京市人民政府关于加快发展社区卫生服务的意见》（京发〔2006〕19 号）文件规定：“城市地区社区卫生服务中心每 3000 名服务人口配备 1 名全科医生，每 2500 名服务人口配备 1 名社区护士，每 2000 名服务人口配备 1 名预防保健人员”。2018 年丰台区共有常住人口 210.5 万人。按以上标准，丰台区全科医生、社区护士和防保人员各应配备 702 人、842 人和 1053 人，但目前实际配备以上 3 类人员分别为 514 人、907 人和 344 人。除社区护士配置已达标外，全科医生、防保人员的缺口分别为 188 人、709 人，其中防保人员缺口最大。目前丰台区每万人全科医师配置率为 2.44。

2. 整合资源能力不足　承担居家医疗的社区卫生服务机构与居委会和派出所合作不够紧密，尚未充分发挥街道办事处的职能，未共享社会人口学信息，在服务提供方面不够有针对性。

3. 服务补偿水平不足　不利于调动服务者的积极性。丰台区对基层医务人员入户按照每服务人次 100 元标准予以补贴，虽然在一定程度上保障了基层医务人员开展居家医养结合工作，但考虑到交通费等因素，补贴金额仍相对不足。要通过提高经费保障待遇等一系列措施使优质的人力资源下沉到基层，充分调动服务者的积极性。

六、展望

丰台区将应对人口老龄化与促进区域经济社会发展相结合，通过大力推动居家养老服务“标准化、规范化、品牌化、信息化、专业化、市场化”建设，为老年人提供了就近便利、安全优质、价格合理的居家养老服务，不断满足老年人日益增长的居家养老需求，全面提升老年人的获得感和幸福感，形成日趋完善的服务体系，使居家医养结合工作取得较好成效，但仍存在基层社区卫生服务机构人员数量短缺、入户设备简陋不能满足入户巡诊工作需要、经费保障相对不足和医疗风险等问题。丰台区在推进居家医疗照护方面下一阶段的重点任务如下。

1. 增加基层服务人员数量，加强专业队伍建设　加强老年医学、康复、护理等专业人才培养，增加基层医疗机构医护人员编制数量，鼓励基层机构引进专业人才，探索设置护理院等机构，向辖区老年人提供居家养老服务。

2. 创新服务模式　提供“医养结合 + 智慧养老”的创新服务模式，通过智能家居设备，实施精准化精细化管理，打造融医疗、康复、护理、养老于一体的康养服务，为老人们安享晚年提供新选择。

3. 开展智能化健康管理服务　为基层医务人员配备多功能便携设备，完善服务内容，同时配备与机构信息系统可联通的设备终端便于医疗文书的书写及入户病历的记录，在提高工作效率的同时也可减轻医务人员的工作压力。

4. 明确收费标准，优化保障政策　完善医疗机构开展养老服务的价格政策，收费标准原则上应以实际服务成本为基础，综合市场供求状况、群众承受能力等因素核定。研究出台上门医疗卫生服务的内容、标准、规范，完善上门医疗服务收费政策，建立健全保障机制。建立老年慢性病用药长期处方制度。加大保险支持和监管力度，厘清医疗卫生服务和养老服务的支付边界，基本医保只能用于支付符合基本医疗保障范围的医疗卫生服务费用，不得用于支付生活照护等养老服务费用。加快推进长期护理保险试点，支持商业保险机构大力发展医养保险，针对老年人风险特征和需求特点，开发专属产品。加快发展包括商业长期护理保险在内的多种老年护理保险产品。财政对于特困、空巢等特殊类型老年人予以经费补助。

5. 探索引入第三方开展上门服务，更好满足居家老人照护需求　除社区卫生服务机构外，探索有资质的第三方机构参与上门医疗服务，基础护理由社区家医团队承担，专科护理或者不符合居家上门条件的需求可以由第三方服务机构完成，更好地满足不同层次的居家老年人医疗护理、生活照顾等方面的服务需求，提高老年人群健康水平和生活质量。

参考文献

［1］国务院办公厅．国务院办公厅转发卫生计生委等部门关于推进医疗卫生与养老服务相结合指导意见的通知（国办发〔2015〕84号）［EB/OL］．（2015-11-20）［2019-12-20］http://www.gov.cn/zhengce/content/2015-11/20/content_10328.htm.

［2］国家卫生健康委．关于深入推进医养结合发展的若干意见（国卫老龄发〔2019〕60号）［EB/OL］．（2019-10-25）［2019-12-20］http://www.nhc.gov.cn/lljks/pqt/201910/8a2dcde905074e89bef088f9f1a5b397.shtml.

［3］北京市丰台区社区卫生服务管理中心．关于推广为社区居家老年人开展家庭卫生服务工作的通知（丰卫计发〔2017〕35号）［EB/OL］．（2018-07-23）［2020-06-30］http://www.ftsqws.cn/view.aspx?id=1690.

［4］北京市丰台区社区卫生服务管理中心．关于印发《丰台区空巢独居老年人医养结合工作实施方案》的通知（丰卫计发〔2017〕270号）［EB/OL］．（2018-07-23）［2020-06-29］http://www.ftsqws.cn/view.aspx?id=1689.

［5］北京市丰台区社区卫生服务管理中心．北京市丰台区人民政府办公室关于印发《丰台区贯彻落实〈北京市居家养老服务条例〉的实施意见》的通知（丰政办发〔2016〕24号）［EB/OL］．（2018-07-23）［2020-06-29］http://www.ftsqws.cn/view.aspx?id=1688.

［6］北京市社区卫生服务．丰台区：医养结合 多方关注［EB/OL］．（2018-07-18）［2020-06-30］https://www.bjchs.org.cn/Html/News/Articles/102177.html.

［7］国家卫生健康委．《关于深入推进医养结合发展的若干意见》政策解读［EB/OL］．（2019-10-25）［2019-12-20］http://www.nhc.gov.cn/lljks/pqt/201910/0f22b7f20c044a869083db611b852832.shtml.

第十三章

北京市西城区基于智慧平台的“家庭养老照护床位”实践

一、 背景与概况

家庭养老照护床位是我国近几年居家养老服务体系建设一个新的实践，北京、上海、广州、南京、武汉、青岛等各地都出台了相关政策，各地做法不一，概念上也有家庭养老床位、家庭照护床位等不同的提法。民政部近年的文件中也有相关的内容，如2019年民政部《关于进一步扩大养老服务供给，促进养老服务消费的实施意见》中就明确提出，“探索建立家庭照护床位，完善相关服务、管理、技术等规范以及建设和运营政策，健全上门照护的服务标准与合同范本，让居家老年人享受连续、稳定、专业的养老服务”。家庭养老照护床位的关键在于将养老机构的解决方案式的专业服务送到家中，使选择居家养老的老年人真正能够留在家中。与养老机构相比，居家养老不需要付床位费，但居家环境一般不适老，交通、材料、信息等方面的成本较高；服务的组织和整合要求更高，市场的认知度也很低，需要较大的创新才能真正实现。

西城区是国家第二批中央财政支持开展居家和社区养老服务改革试点区与北京市家庭养老照护床位的试点区。2019年北京市民政局、财政局下发《关于做好2019年养老服务改革试点工作的通知》，要求“西城区探索建设家庭养老床位并提供服务包，借助互联网技术确立家庭床位与附近养老机构、养老服务驿站的联系，提升入户护理能力和质量，针对不同类型老年人提供特色服务包”。此后，西城区民政局携手北京市科学技术研究院，在月坛、什

本章内容由北京市科学技术研究院智慧养老研究所刘建兵研究员、北京怡养科技有限公司崔伟伟及胡琳琳共同撰写。

刹海、椿树3个街道开展了家庭养老照护床位试点工作，构建了涵盖重度失能、中度失能、中度失智、空巢和高龄独居5个类型的家庭养老照护床位模型，建立了整个服务流程和必要的信息监督与管理系统。2019年12月底，共计签约305位床位老年人。2020年，在总结试点经验和对管理制度、业务流程、系统功能等进行优化的基础上，西城区民政局和财政局联合发布《关于印发西城区家庭养老照护床位运营管理暂行办法的通知》，在全区开始推广，计划3年内在全区推广建设至少3000张家庭养老照护床位，通过15个街道遴选，签约了34家家庭养老照护床位服务商。

西城区家庭养老照护床位试点和全区推广以来，服务效果反应良好，切实帮助老年人解决了实际问题，满足了老年人多元化、个性化的服务需求，也得到北京市民政局的认可。本章对北京市西城区开展家庭照护床位服务的情况进行分析，总结其创新之处和面临的问题与挑战，并探析下一步工作推进的路径与方向。

二、“家庭养老照护床位”的含义

在西城区的实践中，家庭养老照护床位被定义为：就近的养老服务机构依托现代信息技术和照护管理服务模式，为居家养老的中重度失能和高龄独居老年人，提供生活照顾、安全协助、健康管理等专业服务，使老年人在家中获得相当于一般养老机构服务标准和管理的综合性养老服务（图13-1）。其本质是通过社会化服务、适老化改造和智能技术应用补充老年人因身心老化、失能失智及家庭照护不足等造成的居家基本生活障碍。

家庭养老照护床位的服务内容设计：①针对不同身体状况的老年人匹配不同的基础服务和社会化服务（扣除家庭照护所提供服务），发挥适老化改造与服务的替代效应（图13-2）；②养老服务机构提供能力与健康评估、生活照顾、用药管理、机构内安全管理等服务；③家庭养老照护床位依托养老服务机构，支持老年人的居家生活，设计个性化的服务内容组合，提供更精细化和更高质量的服务，具体来说主要提供照护管理（评估规划与管理）、生活照顾、专业照护、医护服务、健康管理、安全协助和照护者支持服务等6类专业服务（55项具体项目），并通过“照护管理”服务实现以上专业服务的集成（图13-3）；④通过智慧养老服务平台将养老服务机构（驿站、服务供应商、服务人员）与社区内的家庭和老年人进行信息化管理，同时为政府决策提供基础数据平台服务。

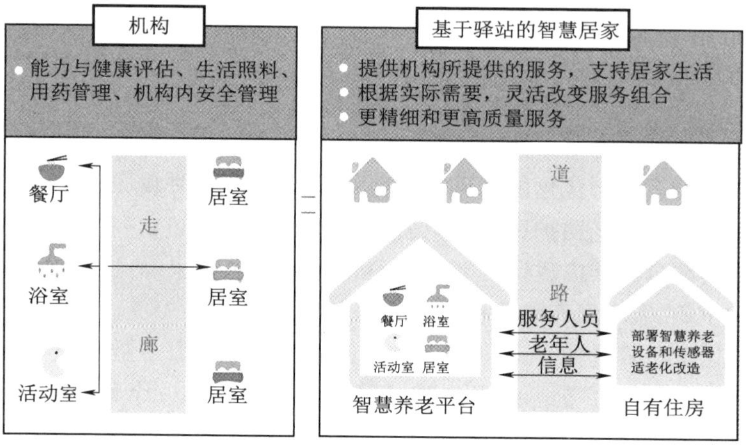

图 13-1　家庭养老照护床位概念示意

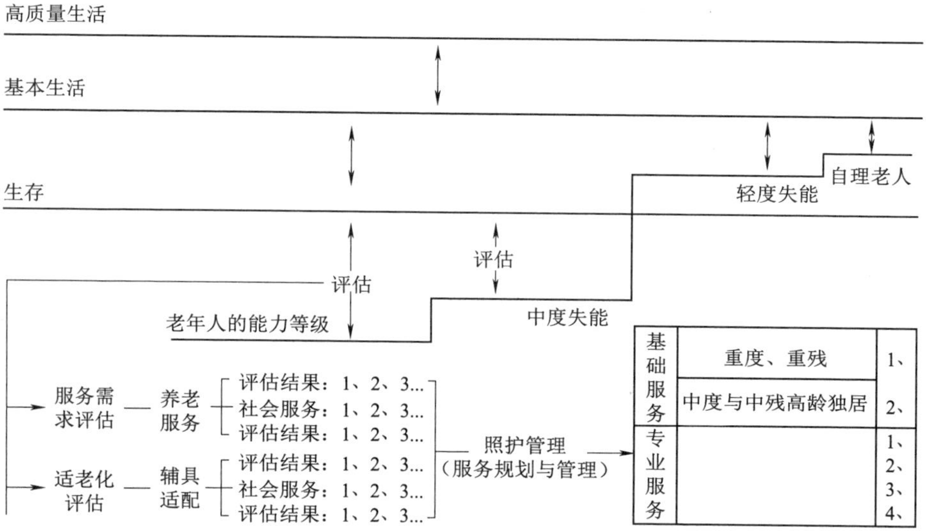

图 13-2　服务内容设计思路

三、 西城家庭养老照护管理的创新

西城区家庭养老照护床位建设的创新是实现智慧养老服务-照护管理-就近服务的有机整合，以及业务与管理的有机整合，着眼于服务体系建设。

（一）发挥照护管理的多维服务整合作用

在居家养老服务体系中引入了照护管理，并将其培育成一个新兴的养老服务职位是西城区家庭养老照护床位的一个创新。与养老机构相比，目前的居家养老服务中缺少一个类似于养老机构“护理部”的角色来实现服务集成，即照护管理（care management）。照护管理人员通过对老年人健康状况和居家环境的评估与监测，提供服务规划、辅具适配与适老化改造建议，并对服务进行监督，保障服务质量，从而实现了生活照顾、专业照护、医护服务、健康管理、安全协助、照护者支持服务等专业服务的集成，同时实现了老年服务与家庭适老化工作的集成，从而让老年人在家享受到个性化、一站式的高品质服务（图 13-4）。

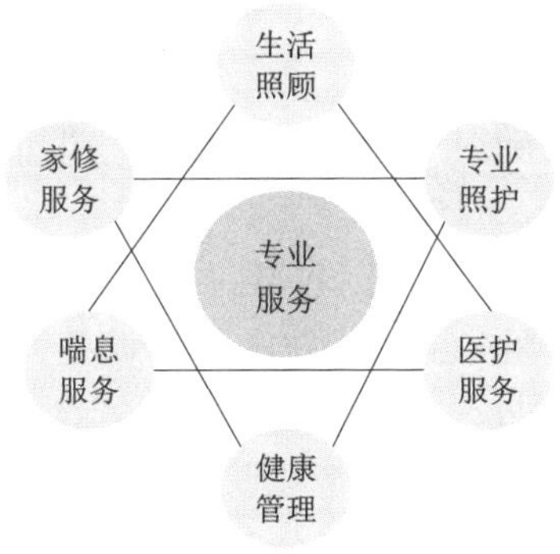

图 13-3　照护管理的集成作用

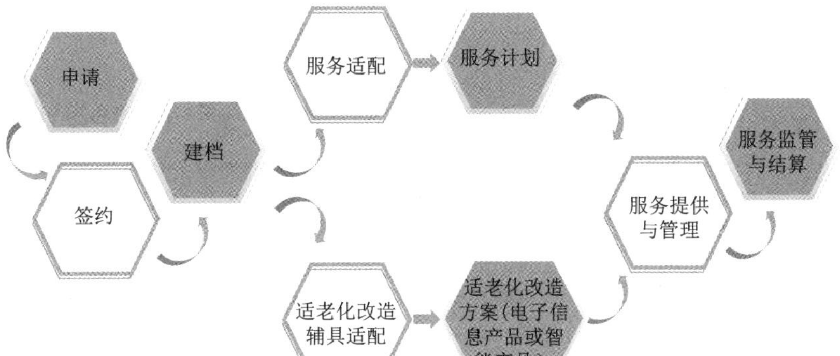

图 13-4　照护管理服务流程

在西城家庭养老照护床位中，将照护管理设置为了基础服务，并提供每月600元（重度失能老年人）和100元（高龄独居）的服务补贴，推动其成为居家养老服务机构中的一个新的职位。

（二）智慧养老与本地服务的整合

IT技术和本地服务的结合实现了智慧养老技术的落地和创新。目前西城区家庭养老照护床位整体已经实现了信息化管理，主要包括4个方面：①老年人申请、评估、结算、政府监管全部实现了信息化；②家庭养老照护床位服务商及其第三方服务商通过云计算的方式就可利用平台进行建档、服务计划、派单等家庭养老照护床位的运营管理工作；③集成了狭义的智慧养老，即借助互联网和大数据技术对居家老年人进行健康和安全的实时监测和分析，实现了主动与被动相结合的预警服务，帮助老年人子女和照护管理人员实时查看老年人的健康状况和安全风险；④开发了家庭养老照护床位的大数据平台，区民政局和各街道可随时了解和掌握全区和街道的实时动态数据，提高了决策和管理的科学性、及时性。

同时，西城区为签约家庭养老照护床位的居家重度失能老年人配备基础智能信息化设备与产品。配备的基础智能信息设备为3000元以内的智能血压计、智能床垫、尿湿感应垫、紧急呼叫器、智能网关等五大信息化设备，同时根据老年人需求还可以自选租赁智能腕表、人体红外感应器、智能灯感应器等智能设备以便于实时监测老年人的各项数据，全面了解老年人的身体情况。通过老年人数据监测与分析，更好地为居家失能老年人提供综合照护管理、专业照护服务、居家安全协助、家庭照护支持等全方位服务，帮助老年人及家属解决居家照护难题，让老年人享受到更专业的综合性养老服务。

（三）政策创新与协同

在西城区家庭养老照护床位建设工作中，将北京市和西城区现有养老机构运营补贴、津补贴、适老化改造等相关政策进行对照和有效对接，实现了政策集成，保障家庭养老照护床位建设工作的落地实施，政策补贴的引导和市场培育作用也非常明显。运营补贴主要参照《北京市养老机构运营补贴管理办法》（京民福发〔2018〕411号）和《北京市困难家庭服务对象入住社会福利机构补贴实施办法》（京民福发〔2016〕216号）。适老化改造补贴主要参照《北京市老年人家庭适老化改造需求评估与改造管理办法》（京民老龄发〔2016〕374号）、《关于开展2016年老年人家庭适老化改造工作的通知》（京民老龄发〔2016〕375 号）和《北京市居家环境无障碍服务管理暂行办法》（京残发〔2018〕63 号）等文件。同时，根据《西城区社区养老服务驿站运营扶持办法》（西民发〔2019〕8 号），第三方签约家庭养老床位每床每月给予 100 元托养流量补贴。以上政策集成有效激励了社区周边的养老和护理服务机构，保障了居家老年人的就近养老和护理服务。

（四）服务质量监管的协同与整合

西城区家庭养老照护床位服务的质量监管方面，主要采取“区民政局和街道分层合作 + 技术监管和第三方机构监测协助 + 社会监管”的机制，整合以上四方资源，严格落实“四方责任”，第三方监测机构逐月向区民政局和街道提交《西城区家庭养老照护床位运行状况和质量监测报告》，区民政局和各街道参考监测结果进行综合性监督管理。

1. 服务机构落实“主体责任”　一是建立相应的规章制度，明确岗位职责和管理制度，配备管理人员和照护服务人员；二是提供家庭养老照护床位服务的养老服务机构，需要设置 24 小时服务热线和工作机制，接收处理老年人主动报警和系统提示风险信息；三是为签约服务对象提供高质量的照顾、康复护理、精神慰藉等基础性、个性化上门照护服务。

2. 第三方监管机构落实“监管责任”　一是第三方借助信息管理系统对服务质量情况进行实时和全流程监测；二是逐月向区民政局提交《西城区家庭养老照护床位运行状况和质量监测报告》、向各街道提交本街道《家庭养老照护床位运行状况和质量监测分报告》；三是对服务订单 10% 的服务项目进行随机抽查回访，核对服务完成情况、用户满意度、服务规范性和服务及时率等情况；四是对满意度评价结果为“不满意”的服务项目，100% 回访，了解原因和具体事项，做好记录，并及时向街道汇报，定期向区民政局专管员汇报；五是接听投诉、表扬电话，核实和记录投诉和表扬事项，及时向街道汇报，并定期向区民政局专管员汇报。

3. 街道落实“属地责任”　一是辖区家庭养老照护床位服务商的遴选和管理；二是街道内家庭养老照护床位服务工作的日常监督和意见反馈，各街道应建立投诉反馈机制，公示投诉受理和处理的方式及程序，畅通投诉反馈渠道，及时处理老年人及家属反映的问题；三是按照家庭养老照护床位服务质量监测，连续 2 个月满意度低于 85%，或 1 个月内连续出现 3 次全年累计 5 次经核实情况属实的投诉，由所在街道督促其限期整改并报区民政局备案。限期整改不到位的，取消该机构承担家庭养老照护床位的服务资格。

4. 区民政局落实“监督指导责任” 一是负责对全区家庭养老照护床位运行状况和服务质量进行监管；二是依据服务质量监测结果，对服务商绩效进行年度考核，考核结果与下年度服务配额挂钩；三是对提供家庭养老照护床位服务的养老服务机构服务补贴进行监督管理，对归集信息的真实性、准确性进行抽查、核查。

四、思考与总结

（一）家庭养老床位照护的理论内涵：整合照护与协同运营

整合照护是基于老年人尤其失能、失智、高龄独居老年群体的特殊性养老和照护的综合性需求，由医院照护、养老照护外，还需要社区、家庭、社会等层面共同参与的养老服务模式。在西城区家庭养老床位照护的实践中，实现了整合照护和与协同式运营，其变化包括：服务对象从“床位”向“家庭”和“个人”转移，服务的空间从“机构”的公共空间转向家庭等私人空间；服务方式从“点”扩展到“面”，聚焦的不仅是促进老年人自身功能的改善和发挥，而是整合老年人养老与照护需求的多个面向；服务提供的组织原则从以服务提供者为驱动转向以老年人为导向；服务内容从“物理照护”转向综合性的“物理与人文关怀”内涵，最终实现养老服务从狭义养老照护迈向广义养老和综合照护。在运营模式上，整合照护的内涵要求实现照护资源供给-需求的整合路径，不仅需求的满足上要求层次清晰，而且服务供给上要实现照护的精准对接，最终实现服务生态的协调发展与服务链条的生态友好。

（二）问题与挑战

西城家庭养老照护床位尽管已经顺利实现了全区推广，也受到老年人家庭和社会的好评，但在实践中还存在很多的问题与挑战，主要表现在如下几个方面：

1. 服务机构人才数量及能力不足 和我国养老行业人才的普遍情况相同，西城区家庭养老照护床位服务体系建设中也面临人才短缺和能力不足的问题：一是养老护理员短缺，二是照护管理人员短缺。养老护理员的特征是“三低三高”，即社会地位低、流动性高，收入待遇低、劳动强度高，学历水平低、平均年龄高，愿意就业人员较少，本身就存在巨大的人才缺口。照护管理人员本身是一个新兴的职业，综合了多学科知识，床位服务机构普遍缺乏相应的人才。

2. 医养结合服务需要进一步打通堵点　在健康管理方面，养老机构提供的健康管理和康复服务面临缺乏收费渠道的问题，这涉及医疗体系和养老体系职责的划分，即是否需要将原来卫生服务中心（站）承担的健康筛查和社区康复服务由具有能力的养老服务机构承担。康复和护理等医护服务对养老服务来说是必不可少的组成部分。在目前的医养结合政策下，西城区养老机构和照顾中心中已经基本实现了医务室的设置，初步解决了入住养老机构老年人的医护服务需求，但社区养老驿站提供医护服务还没有相关的政策。根据服务功能定位和需求，社区养老驿站中最需设置社区康复和中医推拿按摩等服务项目。受到相关政策的约束，这类服务项目的总体投入还较为缺失，专业化的程度还远远不够。

3. 辅具和电子信息产品的租赁服务体系尚不健全　为居家老年人进行居室环境改造、适配辅具和电子信息产品是西城区家庭养老床位照护床位的重要内容。目前，辅具和电子信息产品租赁服务体系与财政资金管理规范存在一定的冲突。建立辅具和电子信息产品租赁服务体系的本质是建立政府托底和市场服务相协调的长效体系，但在实际操作中，还存在一些政策上的障碍，如政府采购法和相关规定要求必须有明确的采购单价（限价）、人员数量和总价，而不是首先招标合格服务机构及其产品和服务，再根据实际服务数量进行结算，特别是常态化的申请和结算，在现行年度决算财政制度下，每年都需要进行预算和招投标工作，耗费很大的精力和时间，希望能够在市级层面上进行一定的突破和规范。

4. 服务生态体系的协同发展仍然面临较多挑战　家庭养老照护床位服务需要一个专业化分工的服务生态体系的支撑。当前，各专业服务商发展不充分，是家庭养老照护床位进一步推广和升级面临的挑战，需要一定的时间培育，也涉及很多制度和社会层面的创新，如前面提到的医养结合中医护服务涉及基层医疗的服务职责划分、医疗保险等；健康管理和康复服务涉及医疗体系和养老体系职责的划分；安全服务会涉及与应急和急救体系的对接等。

在生活照顾和专业照护服务方面，有效的资源整合和对接是另外一个挑战。有时会出现老年人需要的服务与第三方服务商的服务设计不匹配的问题，因单次居家服务的服务时间、成本（如人工、交通等）较高，服务商一般会通过提高价格、规定最低服务时间或设计套餐的方式来保证必要的利润，但老年人的需求非常个性化，在服务对象和服务量相对较少的情况下，与第三方服务商的对接和整合较为困难。

（三）未来推进方向

1. 通过专业化培训消除居家养老照护的人力“痛点”　针对服务机构人力资本缺失及其能力短板，根据《西城区“七有”“五性”老有所依养老护理员能力提升三年培训方案的通知》（京民发〔2020〕4 号），对养老服务机构的护理员和居家养老老年人的家庭照护者进行培训，三年培训每年至少完成 10 000 人，三年共完成 30 000 人。培训内容包括：①针对养老服务机构护理员培训，按照人力资源和社会保障部、民政部《养老护理员国家职业技能标准（2019 年版）》和《北京市养老服务人才培养培训管理实施办法》规定的护理专业知识培训，共 90 课时；②针对家庭照护者培训，按照《居家养老护理员实用手册》内容进行日常护理知识培训，共 24 课时；③在照护管理人员方面，主要是组织专项培训和长期技术支持的方式开展。在新冠疫情常态防控条件下，培训工作坚持理论与实操相结合，线上与线下相补充原则，结合实际通过直播、录播、集中授课、现场教授、上门指导等多种方式进行。

2. 通过规范化与标准化建设为切入点，打通医养结合服务的“堵点”　在西城区家庭养老照护床位的试点和全区推广建设中，积极推进了养老服务与卫生服务中心、医院为主体提供的医护服务的对接工作，目前能够实现的服务包括：①由家庭养老床位签约服务商发起的老年人就医绿色通道，主要是提供加号、快速就医等便利服务；②由家庭养老床位签约服务商发起的老年人急救绿色通道，可提供先抢救治疗、后结算及其他便捷服务；③家庭养老照护床位老年人优先建立“家庭病床”；④卫生服务中心提供上门胃管、导尿管更换、健康咨询等服务等。但老年人需求量最大的上门巡诊和治疗等目前还没有突破，最主要的原因在于此类上门医护行为不在医保范围，同时也受医护服务风险管理相关规范的约束，亟需在国家和市级层面上进行突破和规范。

3. 通过老龄科技创新，探寻社区居家养老照护的智慧“结合点”　通过家庭养老照护床位将居家养老、社区养老、机构养老、医养结合通过智能化设备、互联网、即时通信、大数据平台等有机结合，实现相互补充、扬长避短，传统养老照护模式与创新手段应用的结合。目前，通过照护管理服务和配置智能设备，西城区家庭养老照护床位老年人可实现初步的生命体重监测、健康筛查和评估工作，具备家庭养老照护老年人就诊和急救时推送老年人基本情况、日常服务和健康数据监测和风险初筛等相关必要信息给医院的功能。而进一步的医养信息互通、共享还需要随着整个体系的完善才能真正实现。

2020年7月民政部、国家发展和改革委员会等9部委联合印发《关于加快实施老年人居家适老化改造工程的指导意见》（民发〔2020〕86号），提出“探索建立家庭养老床位，支持养老服务机构参与居家适老化改造，并上门提供照顾服务，实现机构养老与居家社区养老融合发展。有条件的地方可将养老机构享受的建设补贴、运营补贴等优惠政策延伸至家庭养老床位”，在上位政策上初步解决了这一问题。未来家庭养老床位照护与卫生机构尤其社区公共卫生机构、家庭医生制度通过信息互联进行结合与衔接，将会进一步促进整合式居家养老照护的进一步落地与实现。

第十四章

急性后期康复护理医保改革——浙江金华的探索

随着我国人口老龄化的加剧和疾病谱的变化，急性后期患者的康复需求，特别是老年高发病种致残带来的康复以及慢性病带来的医疗护理需求急剧增加。为了促进康复护理体系的发展，国家出台了一些针对性的政策。2011 年卫生部出台《建立完善康复医疗服务体系试点工作方案》《康复医院基本标准（2012 年版）》《护理院基本标准（2011 版）》，提出建立三级康复体系，并制定了相关标准，指导康复护理机构建设。2010 年以来，国家医保部门 2 次出台政策，将医疗康复项目纳入基本医疗保障支付范围。然而，在医保支付方式方面，大部分地区仍然采用按项目付费的方式，针对康复护理特点的医保支付方式探索非常有限。当前，国家正在推进住院医疗服务按 DRG、DIP 为主体的打包式支付方式改革，然而 DRG、DIP 并不适合康复护理类的中长期住院服务。浙江省金华市自 2016 年 7 月起开始实行当地称之为“病组点数法”的 DRG 付费改革，推进医保精细化管理，较好实现了医保基金提质增效的目标，但也发现 DRG 支付方式不能有效覆盖急性后期住院服务，原床日支付方式亦有缺陷。为了建立针对急性后期康复护理服务的科学合理的医保支付标准，金华市医保局与北京协和医学院、泰康养老保险股份有限公司合作，借鉴国际经验，进行了住院康复护理医保支付方式改革的研究。

一、 金华市住院康复护理支付方式改革的背景

2016 年 7 月，金华市开始探索实施以“病组点数法”为主导的多元复合

感谢金华市医疗保障局邵宁军副局长对本章内容撰写提供的帮助。

式付费改革试点。5 年来，制度改革效果显著。相关评估研究表明，金华市 DRG 改革后，医疗机构运行较为平稳，建立了控成本、提质量的良性竞争引导机制，群众的就医保障获得感有效提升，基本实现了精控基金、精准付费、精细管理等改革目标。

随着人口老龄化进程的加快，人群的需求向着医、康、护、养的复合连续性健康需求方向发展，因而康复护理服务越来越受到重视。在病组点数法改革过程中，金华市针对住院康复护理服务在前期也设计了 2 种付费模式：DRG 病组付费和长期住院按床日结算。前者主要根据患者诊断、有无并发症进行分组，病组费用根据总额预付制下病组之间的费用比例关系确定；后者主要针对安宁疗护类、（老年）康复护理类、精神类等长期住院患者，根据患者康复需求类别确定支付标准，日均费用 100～300 元。但在实践中，这两种支付方式的一些问题逐渐显露。其一，由于康复患者住院治疗存在病程长、连续性服务要求高、康复方案复杂、治疗费用高等特点，使用 DRG 支付无法有效解决长期住院患者被频繁转院的问题。其二，按床日结算标准不够精细，对长期住院患者付费不精准。其三，患者的康复护理需求本身存在差异，有的以积极康复、功能恢复为主，有的以维持性治疗或专业性护理为主，因而其费用存在较大差异。而金华现有的 2 种付费制度对患者类型区分度差、支付与成本匹配度不高，对康复护理医疗服务的合理引导作用不强。

金华的前期实践表明，DRG 并不适合长期住院患者住院费用的支付，而按床日付费如果缺乏合理的支付标准，也很难起到引导和支持价值医疗服务发展的作用。为了进一步完善医保支付体系，解决长期住院患者（其中大部分是老年人）的合理治疗和费用支付问题，金华于 2020 年 3 月启动了住院康复护理医保付费改革的研究工作，由北京协和医学院团队承担主要技术研发工作。

二、住院康复护理支付方式的国际经验

针对住院康复护理服务的支付，国际上有一些比较成熟的经验值得借鉴。这类服务在一些国家被归类为急性后期医疗服务（post-acute care，PAC），即在患者疾病急性期治疗结束后，由康复机构、护理机构或社区居家医疗机构向其继续提供的中长期康复治疗、技术性护理及医疗支持等服务，目的是促进患者功能的恢复，并减少因病情恶化出现再住院治疗的成本与负担。美国的急性后期医疗服务体系比较完善，根据主要功能和收治患者特征的不同形

成了不同类型的急性后期医疗机构，其医保支付方式也经历了从按项目付费的后付制转变为针对不同类型机构的预付制改革的过程。因此，了解并借鉴美国的相关经验，对于我国康复护理医保支付方式的设计具有一定的借鉴意义。

（一）美国急性后期医疗机构的类型及其支付制度

美国的4类急性后期医疗机构包括：住院康复机构（IRF），以提供高强度专业康复为主，主要收治有密集型康复需求的患者；专业护理机构（SNF），以提供技术性护理、低强度康复和医疗支持服务为主，主要收治有中长期康复和专业护理需求的患者；居家健康服务机构（HHA），以提供居家康复护理服务为主；长期照护医院（LTCH），以提供呼吸治疗、创伤治疗、康复、疼痛管理等服务为主，主要收治需长期住院的多病重病患者。

美国针对急性后期医疗服务的医保支付方式在最初也是采用按项目付费的后付制，1982年对急性期住院采取了以DRG为代表的预付制改革，因DRG不适合急性后期服务，对急性后期医疗机构仍沿用以服务项目为依据的后付制。支付方式的这一“双轨制”导致了急性后期医疗服务费用的快速上涨，因此美国于1998年开始对急性后期服务的支付制度进行改革，对不同类型的机构分别发展并实行了不同的预付制。目前，美国针对4类主要的急性后期机构采用的支付方式如下。

1. IRF　于2002年建立了以功能相关分类法（function related groups，FRGs）为基础的预付制，以病例为单位进行支付。

2. SNF　于2019年在此基础上进一步发展为患者导向模型（patient driven payment model，PDPM）。1998年开始实施按资源消耗分组（RUGs）的支付方式，以床日为单位进行支付。

3. HHA　开发了居家照护资源分组（home health resource groups，HHRGs），以60天为单位进行支付。

4. LTCH　仍采取以DRG为基础的支付，考虑其与急性期治疗的区别，单独建立了长期照护医院诊断相关分组（LTCH-DRG）。

（二）FRGs和PDPM的支付思路

美国住院康复机构和专业护理机构的定位与收治患者类型可大致分别对应我国的康复机构（或医院的康复病区）和护理院。因此，了解美国对住院康复机构的支付方法FRGs和对专业护理机构的支付方法PDPM对我国具有一定的借鉴意义。

1. FRGs 研究显示，对康复医疗患者而言，其功能状况和医疗资源耗用量有较高的相关性。因此，在构建康复医疗预付制时，应将“功能状况”作为医保支付的主要依据。1994 年起，美国兰德公司以功能独立性评测（function independent measure，FIM）量表为功能评估工具，发展出一系列的功能相关分类法（FIM-FRGs）。2002 年 1 月，美国联邦政府医疗保险和医疗补助中心（US Centers for Medicare and Medicaid Services，CMS）参考 FIM-FRGs，正式提出住院康复机构采用以 FRGs 为标准的预付制。FRGs 的分组思路是：首先将患者的主要诊断纳入 21 个康复损伤类别（rehabilitation impairment categories，RICs）；然后在每个康复损伤类别内依据患者的功能评估结果、年龄、合并症等进行分组，测算出各组相对权重；最后参考该组患者的平均住院天数确定一个支付的定额。采用这种支付方法考虑到了患者功能水平和医疗照护资源消耗量之间的高度相关，可以更好地反映成本，并引导住院康复机构以较低的成本实现更好的康复治疗效果。

2. PDPM 是一种按床日付费的分组方法，其主要特点是从患者需求的住院费用构成出发，将费用分为 5 个部分，对各部分费用分别进行分组并给予病例组合权重，再将 5 个部分加总得出患者总的病例组合权重。这 5 部分分别是物理治疗（physical therapy，PT）、作业治疗（occupational therapy，OT）、言语治疗（speech-language pathology，SLP）、护理服务（nursing）和非治疗辅助服务（non-therapy ancillary，NTA）。针对不同的部分，PDPM 设置了不同的病例组合分组方法，其中，PT、OT 和 SLP 属于康复服务，因此主要根据患者的疾病类型及其功能状况进行分组；护理服务则依据患者特征和接受的特殊服务分组，入组后再根据功能进行分组；非治疗辅助服务主要是药品、耗材、检查检验等医药费用，主要根据患者的合并症、特殊治疗等情况进行分组。同时 PDPM 还设置了住院日调整因子，支付额度可随着住院日的增加进行梯度调整。PDPM 相较于之前的 RUGs 来说更为精细、合理，能够更好地发挥费用控制的作用。

此外，美国多年研究发现，四类主要急性后期机构（IRF、SNF、HHA、LTCH）中治疗的病例类型重叠，但医疗保险对类似患者的支付可能有很大差异，主要原因是医疗保险对每类不同的机构分别使用不同的支付方式。因此，根据 2014 年《改善急性后期服务改革法》（The Improving Medicare Post-Acute Care Transformation Act of 2014，IMPACT Act）的要求，美国国会提出采用跨越4类机构的急性后期统一支付方式，根据患者的特点而不是机构类型支付费用，并考虑了向这种支付体系转变的影响。

3. 统一评估工具和标准化数据系统的建立　区别于急性期医疗服务，无论在制定康复护理方案、评估服务质量还是提供支付依据方面，急性后期服务都高度依赖对患者的功能状况、护理问题等的动态有效评估。因此，建立针对急性后期服务的评估工具和数据收集系统十分重要。美国在最初针对不同类型机构采用了不同的患者评估工具，如用于IRFs的住院康复患者评估工具、用于SNFs的 最小数据集等。但这些评估工具在维度和条目上存在差异，一度导致同样状况的患者会因为入驻机构的不同而获得不同的补偿，不同机构的服务结果也无法进行一致性评价。因此，2005年CMS开始主持开发可以衡量在不同机构患者健康状况的统一标准化工具，并首次提出了连续性记录与评估工具（CARE）的概念。2014年美国通过法案正式要求用CARE进行急性后期机构评估的标准化，统一了数据上报的流程和范围，并要求所有急性后期服务提供者向支付方提供患者的质量指标（quality measures，QMs），目的在于探索基于质量评估的支付机制。截至目前，CMS已完成对几类机构原有评估工具核心条目的标准化，并在此基础上实现了数据信息系统的统一和可交换性，不仅便利了患者在机构间的转诊，也为实现不同机构支付标准的一致性及公平性建立了基础。

三、 金华市住院康复护理医保支付方式改革的思路和做法

在借鉴国际经验的基础上，金华市在全国率先进行了急性后期住院康复护理医保支付方式的探索，研究适合当前发展阶段和本地实际的住院康复护理支付方法，主要的思路和做法有以下几个方面。

（一）构建与连续性医疗照护相适应的医保支付体系总体框架，明确康复护理在其中的定位

设计针对住院康复护理服务的医保支付方式，首先需要明确康复护理在整个医疗照护体系中的定位和作用。康复护理是我国连续性医疗照护体系的重要一环，2016年国务院发布的《“健康中国2030”规划纲要》要求健全治疗-康复-长期护理服务链，加强康复、老年病、长期护理、慢性病管理、安宁疗护等接续性医疗机构建设。结合国际经验和金华实际情况，课题组提出了连续性阶梯式医疗服务的分型和相应的医保支付体系。根据患者疾病严重程度和消耗的医疗照护资源强度，医疗照护的类型从高到低依次是以医院为

主的急性期医疗，以专业康复机构为主的早期康复，以专业护理类机构为主的中长期康复和专业性护理（简称“中长期康护”），再到以养老机构为主的长期护理。相应地，支付方式根据不同阶段的服务类型和特点进行设计，针对急性期医疗主要采用 DRGs 为主的支付方式，针对早期康复探索采用以 PDPM 或 FRGs 为主的支付方式，针对中长期康护采用基于 PDPM 的按床日支付方式（图 14-1）。各类支付方式在明确保障范围的基础上进行合理过渡和衔接。在这个连续性体系中，康复护理向前衔接急性期医疗，向后衔接长期护理，在整个体系中发挥着承前启后的作用。

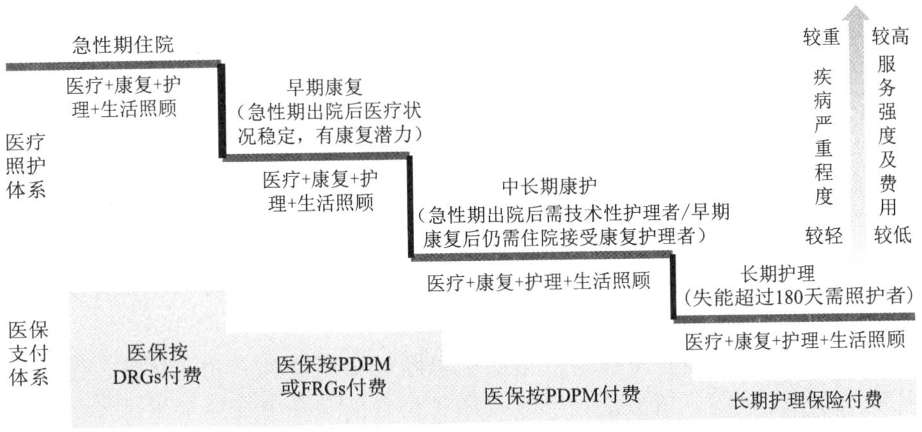

图 14-1　金华连续性医疗照护和医保支付体系设计

（二）提出“早期康复”和“中长期康护”的阶段划分和相应支付方式

在现阶段金华市住院康复护理医保支付制度改革的探索中，急性后期（PAC）指疾病急性期治疗结束，患者生命体征处于稳定状态但仍需进行后续治疗的阶段。根据急性后期患者合理治疗的医疗、康复、护理需求，急性后期住院可分为早期康复住院和中长期康复住院。早期康复住院以恢复、改善患者自理能力为目的，以物理治疗、作业治疗等康复治疗为主，促进患者回归社会。早期康复住院时间原则上累计不超过 90 天，当然，对于具有进一步康复潜能的患者，可适当延长。中长期康护住院以维持患者自理能力或延缓其能力下降为目的，以医疗、护理为主，以维持性康复治疗为辅，促进患者生存质量改善。两类服务的工作重点和强度不同，消耗的医疗资源也不同，需要进行区分。通过咨询临床专家并对金华市各类康复护理机构的病案和费用数据进行分析，课题组初步将“90 天”作为划分早期康复住院和中长期康护住院的节点。需特别提出的是，“90 天”仅是目前的一个暂行标准，这一划分标准将不断完善。

在实践中，金华的改革将分阶段进行。第一阶段是制定中长期康护住院的支付管理办法，符合条件的金华市定点医疗机构，收治参保人员中长期康护住院的，按 PDPM 点数法付费。第二阶段将探索针对早期康复住院的 PDPM 或 FRGs 支付方式。急性后期住院付费的统筹基金支出纳入病组点数法总额预算管理。PDPM 点数纳入病组点数法月度预付、年度清算。

（三）基于历史数据建立中长期康护的病例组合并测定支付标准

课题组提取金华市医疗机构近三年（2018—2020 年）所有住院患者的病案首页、费用明细等数据，筛选出符合中长期康护住院的病例，并基于美国 PDPM 和 FRGs 的疾病诊断编码和金华的历史数据，构建了一套金华市中长期康护住院的疾病诊断编码（统一使用国家医保疾病诊断编码）。PDPM 分组床日支付标准按床日均费计算，以统筹区前三年符合中长期康护住院的病例数据为依据，适当兼顾统筹区、医疗机构等级之间客观存在的医疗服务成本差异，结合临床实际测算确定。

基于 PDPM 模型，课题组依据疾病诊断、临床特征、功能评估、医疗费用等，运用大数据分析方法，形成按床日付费的金华 PDPM 分组体系，分组的床日支付标准由康复服务、护理服务、医药服务、设施服务构成。其中康复治疗相关费用纳入康复服务，主要依据疾病诊断和功能评估情况确定；护理相关费用纳入护理服务，主要依据护理服务和功能评估情况确定；检查检验、药品、耗材等相关费用纳入医药服务，主要依据疾病诊断、临床特征和特定服务确定；床位费等医疗服务设施费用纳入设施服务（图 14-2）。通过对分组后的各组病例进行极端值裁剪并计算其变异系数（coefficient of variation，CV），结果显示组内聚合度均较好，各组数据的变化趋势与美国公开数据呈现出较高一致性。

具体病例的 PDPM 点数按以下方法确定：某病例 PDPM 点数 = 住院天数 × PDPM 床日支付点数，PDPM 床日支付标准按住院天数梯次分段确定，分段累计；PDPM 床日支付点数 = PDPM 床日支付标准 ÷ 全部 DRG 住院均次费用 × 100。

（四）开发标准化评估量表及信息系统，支持医保支付和管理

基于前期对 CARE 的研究经验，课题组开发了适合康复护理的标准化评

估量表。该量表包括入院信息、视听说和认知、情绪/行为和疼痛、日常生活活动能力（基本自理能力/核心活动能力）、生理功能受损（吞咽/尿便/皮肤）、特殊项目、出院信息等7个部分，能够针对患者照护需要进行连续及一致性评估和记录，有助于不同医疗照护机构之间信息的整合，实现对不同机构评估和支付标准的一致性及公平性；同时基于评估量表开发了相应的管理信息系统。该系统部署至定点医疗机构，由医疗机构在患者入院3天内、入院后每隔30天（定期）、健康状况发生重大变化时、出院（转出或死亡）当天，进行量表评估并及时上传量表评估结果等信息。运用该系统，医保部门可有效进行医疗行为监管、医疗质量评价、医保费用支付，提升医疗服务的连续性，为整合型医疗照护体系的建立提供强有力支撑。

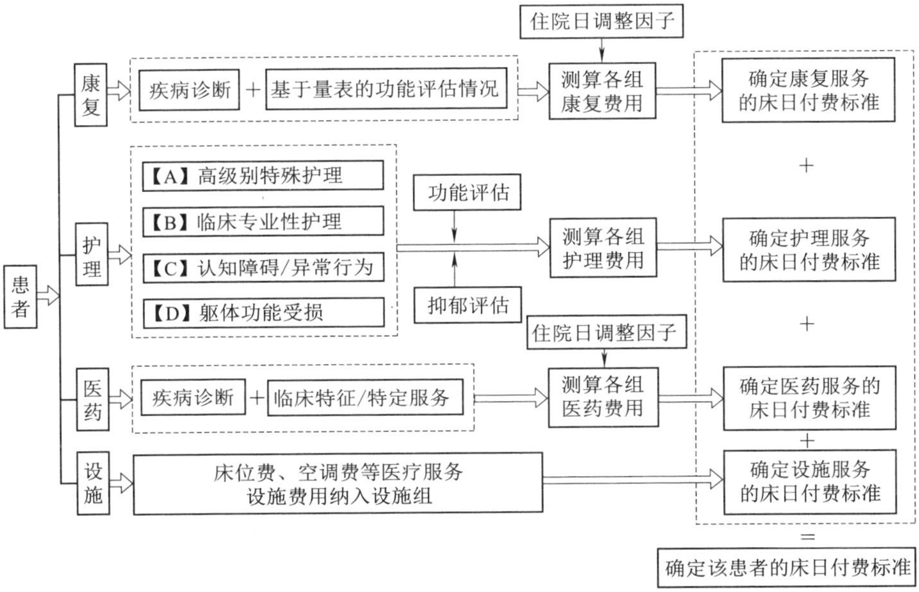

图14-2 金华患者导向模型（PDPM）分组体系（中长期康护住院床日付费）

（五）新的急性后期住院费用付费办法实施

《金华市急性后期住院费用付费办法改革实施方案》要求，开展中长期康护住院服务的医疗机构应具备以下条件并向属地医保经办机构备案：一是应具备实施急性后期标准化评估的条件，包括配置急性后期标准化评估量表（以下简称“量表”）及有相应资质的评估人员。二是应具备收治下列患者的医疗条件（符合下列其中一项即可）：①急性期治疗病情稳定后，或早期康复治疗阶段完成后，仍需呼吸道管理、管路护理、压疮护理等持续性专业护理或低强度康复治疗；②恶性肿瘤晚期或其他疾病终末期，需控制痛苦和不适症状，接受身体、心理、精神等方面的照护和人文关怀等服务，提高生活质量；③精神疾病稳定期；④经临床医生评估，其他需进入中长期康护的。

同时要求各医疗机构应接入量表评估系统，并按照医保部门要求在规定时间内完成相关信息化改造。病例的PDPM分组及其床日支付标准，根据医疗机构在患者入院的量表评估结果等信息确定。

金华市还提出要逐步建立基于量表的质量评价体系，积极探索以患者健康结局为导向的激励约束机制。探索医保支付与医疗服务质量评价结果相挂钩的机制，提升医疗服务质量。

四、结论和未来方向

在康复护理等延续性医疗需求不断增加的背景下，探索适配性更强的急性后期医保支付方式成为改革和完善医保制度的重要一环。金华市借鉴国际经验，对康复护理医保支付方式进行积极的探索，在连续性医疗和医保体系的整体框架下，厘清康复护理服务的定位，并根据患者特征和服务重点，将康复护理划分为早期康复和中长期康护两种类型，基于FRGs和PDPM设计相应的支付方式；基于历史数据建立病例组合、测算支付标准；开发急性后期标准化评估量表及信息系统，支持医保支付和管理。我们相信，金华市的前瞻性探索将为我国建立科学合理的康复护理医保支付方式提供有益的经验和借鉴。

然而，我们的探索仍处于初期阶段，未来需在以下几个方面不断加以完善。一是进一步细化“早期康复”和“中长期康护”的划分标准，制定更完善、科学、精细的分型标准；二是积累统一标准化的功能评估和费用数据，在大数据基础上不断完善支付标准的精准测算；三是进一步完善康复和护理的临床指南和标准，规范医疗服务行为，在此基础上实现医保的合理支付；四是建立一套统一的跨机构服务质量评价指标，探索开展按绩效付费的改革，推动“价值医疗”的发展。

参考文献

[1] 丁文珺，熊斌．积极老龄化视域下康养产业的理论内涵，供需困境及

发展路径分析[J]. 卫生经济研究,2020(10):3-7.

[2] 卫生部,人力资源社会保障部,民政部. 关于将部分医疗康复项目纳入基本医疗保障范围的通知(卫农卫发〔2010〕80号)[EB/OL]. (2010-09-06)[2021-08-31]. http://www.gov.cn/fuwu/cjr/2013-07/04/content_2630748.html.

[3] 人力资源社会保障部,国家卫生计生委,民政部,等. 关于新增部分医疗康复项目纳入基本医疗保障支付范围的通知(人社部发〔2016〕23号)[EB/OL]. (2016-03-09)[2021-08-31]. http://www.mohrss.gov.cn/SYrlzyhshbzb/shehuibaozhang/zcwj/yiliao/201603/t20160322_236156.htm.

[4] 邵宁军. 病组点数法:促进付费管理精细化[J]. 中国社会保障,2018(5):67-69.

[5] 浙江省金华市医疗保障局. 金华DRGs付费的改革实践[J]. 中国人力资源社会保障,2019(6):18-21.

[6] 杨燕绥,朱诚锐,廖藏宜. 金华"病组点数法"付费效果评估[J]. 中国社会保障,2018(5):70-72.

[7] 邵宁军,严欣. 金华医保"病组点数法"付费改革成效评析[J]. 中国医疗保险,2018(4):41-43.

[8] 支梦佳,胡琳琳. 美国基于功能相关分类法的康复医保支付方式及对我国的启示[J]. 中国卫生经济,2021,40(7):87-93.

[9] 孙燕,励建安,张晓. 美国老年人住院康复医疗支付政策与启示[J]. 中国康复医学杂志,2009,24(8):747-749.

[10] 胡琳琳,王懿范,支梦佳,等. 美国连续性记录与评估工具的开发应用及对我国的启示[J]. 中华现代护理杂志,2018,24(30):3714-3717.

[11] 王懿范,邱文达. 医疗与长照整合[M]. 台湾:五南出版社,2016.

[12] SHAY P D, MICK S S. Post-acute care and vertical integration after the Patient Protection and Affordable Care Act[J]. Journal of Healthcare Management, 2013,58(1):15-27.

[13] WANG Y C, CHOU M Y, LIANG C K, et al. Post-Acute Care as a Key Component in a Healthcare System for Older Adults[J]. Annals of Geriatric Medicine and Research,2019,23(2):1-9.

[14] BURKE R E, JUAREZ-COLUNGA E, LEVY C, et al. Rise of Post-Acute Care Facilities as a Discharge Destination of US Hospitalizations[J]. JAMA Internal Medicine,2015,175(2):295-296.

[15] 支梦佳,王懿范,胡琳琳. 连续性记录与评估工具在养老机构老年人中的信度和效度研究[J]. 中华老年医学杂志,2021,40(8):77-82.

[16] CHANG F H,NI P,CHIOU H Y,et al. Cultural and semantic equivalence of the activity measure post-acute care (AM-PAC) after its translation into Mandarin Chinese[J]. Disability & Rehabilitation,2018,41(16):1937-1942.

[17] 杜天天,刘跃华,杨燕绥. 美国专业护理机构以患者为导向的病例分组支付方式研究——从 RUG 到 PDPM[J]. 中国卫生政策研究,2020,13(6):73-80.

[18] RIVERA-HERNANDEZ M,FABIUS C D,FASHAW S,et al. Quality of post-acute care in skilled nursing facilities that disproportionately serve hispanics with dementia[J]. Journal of the American Medical Directors Association,2020,21(11):1705-1711.

[19] STINEMAN M G. Function-based classification for stroke rehabilitation and issues of reimbursement:Using patient classification systems to scale payment to patient complexity[J]. Topics in Stroke Rehabilitation,1994,1(3):40-50.

[20] CHIEN S H,SUNG P Y,LIAO W L,et al. A functional recovery profile for patients with stroke following post-acute rehabilitation care in Taiwan[J]. Journal of the Formosan Medical Association,2019,119(1):254-259.

[21] DEAN J M,HREHA K,HONG L,et al. Post-acute care use patterns among Hospital Service Areas by older adults in the United States:a cross-sectional study[J]. BMC Health Services Research,2021,21(1):176-186.

[22] The Senate and House of Representatives of the United States of America in the 113th Congress. The Improving Medicare Post-Acute Care Transformation of 2014 (IMPACT Act) (Public Law 113-185) [EB/OL]. (2014-10-06)[2021-08-31]. https://www. govinfo. gov/content/pkg/PLAW-113publ185/pdf/PLAW-113publ185. pdf.

[23] 国务院."健康中国 2030"规划纲要[EB/OL]. (2016-10-25)[2021-08-30]. http://www. gov. cn/zhengce/2016-10/25/content_5124174. html.

[24] 金华市医疗保障局. 关于《金华市基本医疗保险急性后期住院费用付费办法(试行)》(征求意见稿)公开征求意见的公告[EB/OL]. (2021-06-25)[2021-08-30]. http://minyi. zjzwfw. gov. cn/dczjnewls/manager/idea/previewpage. do? topicid = 2875&pcstyle = 1&cateid = 3240.

[25] 支梦佳. 连续性记录与评估工具(CARE)的引进及应用研究[D]. 北京:北京协和医学院,2020.

第十五章 整合式长期护理保险制度——青岛实践

我国是世界上老年人口最多的国家，也是人口老龄化发展速度最快的国家之一，截至 2019 年底，我国 60 周岁及以上人口达到 2.54 亿人，占总人口的 18.1%，其中，失能、部分失能老年人约 4000 万，占 16%。我国未来老龄化将呈爆发态势，预计 2050 年我国老龄化率将达到 35%，失能、失智的老年人将达上亿人。为积极应对老龄化发展带来的照护压力，青岛市在十几年探索实践的基础上建立了长期护理保险制度。

一、 制度建立的背景

青岛市是全国老龄化程度较深的城市之一，早在 1987 年就进入老龄化城市。2011 年底，60 岁以上户籍老年人口 132.67 万人，老龄化率 17.32%；2019 年底老龄人口 186.8 万人，老龄化率 22.5%，老龄人口数以平均每年 7.26 万的速度增长。其中，全市失能、失智老年人约 30 万人，其照护难题已成为社会各界关注的重大民生问题和热点问题。

青岛市早在城镇职工基本医疗保险建立之初就开始探索解决重度失能人员的护理保障问题，开展了家庭病床服务，并于 2006 年将退休职工的老年医疗护理纳入社区医保试点管理。经过十几年的探索实践，2012 年青岛市在全国率先建立了以医疗护理保障为主的“长期医疗护理保险制度”，为全国护理保险工作的推开提供了“青岛经验”。2015 年起长期医疗护理保险制度开始覆

本章内容由青岛市医保中心生育和护理保险处田伟处长及胡琳琳共同撰写。

盖农村参保人。2016年被确定为国家长期护理保险试点城市后，在国家和省医保局的指导下，青岛市全面落实试点工作要求，2017年又率先给予重度失智人员护理保障，2018年4月起正式实施升级版的《青岛市长期护理保险暂行办法》，建立了以提供整合式照护服务保障为特点的新型长期护理保险制度。截至2020年，制度覆盖887.8万城乡参保人，其中职工401万人，居民486.7万人。

二、主要政策和做法

（一）制度设计上，坚持全面覆盖、基本保障、分步实施

制度覆盖全体城乡参保人，主要保障重度失能、失智人员，适当兼顾照护需求较高的中度失能人员。考虑到职工医保和居民医保基金运行的实际情况，坚持低水平起步的基本保障，参保职工在保障医疗护理基础上，叠加了生活照顾等待遇；参保居民目前只享受医疗护理待遇。下步将视制度落实情况、市场培育情况和资金筹集情况等，适时为参保居民提供生活照护服务，提高保障水平。

（二）资金筹集上，坚持渠道多元、结构合理，确保可持续

职工护理保险所需资金通过医保统筹金划拨、财政补贴、个人账户代扣等多渠道筹集，年筹资规模在13亿元，人均332元，其中统筹金占65.9%，个人账户占25.6%，财政补贴占8.5%，在试点城市居中上水平，与本地社会经济发展相适应。居民护理保险资金按照不超过当年医保基金筹集总额10%的比例划转，年筹资规模约5亿元，人均108.7元。

（三）保障内容上，突出实用性，精准设计，提供整合照护服务

保障内容包括健康管理和维持性治疗、长期护理、生活照顾、功能维护（康复训练）、安宁疗护、临终关怀、精神慰藉等基本照护服务，相关费用按医疗统筹包和照护个人包管理；其中，医疗统筹包主要解决医疗、药品、耗材和检查检验等物质性消耗问题，照护个人包主要解决各类照护服务人员的人工服务费用。考虑到失能人员需求的多样化，对政策资源和服务资源进行了整合，要求同一家机构对参保人的需求进行统筹考虑和整体提供，解决照护服务碎片化问题，提供涵盖医疗、护理、生活照顾、康复等的整合式照护服务。此外，对轻中度失能失智人员和高龄衰弱老年人，青岛在国内率先提出将保障关口前移，探索建立预防和延缓失能失智保障机制。

（四）资格准入上，实行等级评估、科学界定，确保基金安全

制定了本地化的失能、失智人员照护需求等级评估标准、评估工具和评估流程。失能人员评估结果分为6级（0～5级），其中，3级、4级、5级可享受照护待遇；对失智人员，病情达到重度者方可享受待遇。由第三方机构承担照护需求等级评估工作，目前由2家大型商业保险公司负责承办。通过建立专业的评估机制，科学界定患者是否享受长期护理保险待遇，确保基金使用得安全、合理、公平公正。

（五）服务形式上，坚持精细化、整合式，满足多元需求

针对不同人群多层次多样化照护需求，提供适应其需求的护理服务形式，分为机构照护、居家照护和日间照护三大类，每种形式均包含医疗服务和照护服务，针对不同情况精准解决他们的现实需要。针对完全失能人员，设计了专护、院护、家护和巡护四种服务形式。其中，专护指护理院、护理中心等定点医疗机构开设的医疗专护区提供的长期在院照护服务，主要解决医疗护理需求较高（如气管切开等）的失能人员的照护需求；院护指具有医疗资质的养老机构开设的医养院护区提供的长期在院照护服务，主要适用于家庭照顾有困难或愿意选择养老院专业照护服务的老年人；家护是社区定点医疗机构（需同时配备养老护理员）派照护人员通过上门形式，提供长期居家照护服务；巡护指护理服务机构（含一体化管理村卫生室）照护人员通过上门形式，提供巡诊照护服务。巡护与上述其他照护服务形式的主要区别是，巡护患者大多需要特殊药品（如单抗药物）或治疗（如透析），由医疗保险基金（如门诊统筹、门诊慢特病等）支付医疗费用，而后者使用药品时由护理保险基金支付。针对重度失智人员，目前主要开展机构照护（含长期照护和短期照护）和日间照护，实行“失智专区”管理模式，实行封闭管理确保失智老年人安全，重视人的尊严，强调人性化服务，在专区内除享受基本医疗护理和生活照顾外，还可享受到专业人员提供的精神慰藉、心理干预等情感照护，及时处理失智人员出现的行为精神症状（behavioral psychological symptoms dementia）等情况。

（六）待遇支付上，区别不同服务，差异化支付，突出保障效益

职工护理保险主要支付医疗统筹包和照护个人包两部分待遇。患者医疗费据实按比例报销；对于护理机构而言，结算实行床日包干结算办法，不同服务形式设定差异化包干结算标准，促使机构合理定位并适当控制医疗消费。

专护、院护、家护、巡护及失智专区（长期照护、短期照护）的结算标准分别为130～180元/天、65～75元/天、50元/天、2500～3500元/年、65元/天。照护费实行限额支付，与个人照护需求评估等级挂钩，评估等级为3级、4级、5级的，照护费每月按照660元、1050元和1500元的标准（含个人自负部分）实行限额支付。居家照护的职工，3级、4级、5级分别每周最多可享受3个、5个、7个小时上门服务，每小时按照50元标准结算。重度失智比照失能5级享受待遇。

职工医疗费和照护费都按90%报销；居民医疗护理费报销比例分两档，分别是70%和80%，生活照顾费暂不支付。

（七）服务载体上，坚持市场化、规范化，推进质量竞争

承担护理服务的机构均要求具备医疗资质。通过实行协议管理、市场竞争机制及强化日常监管等，确保资金安全，并促进服务质量提升。一是建立市场化竞争机制，公立、民营一视同仁；二是鼓励公司化运作，品牌化、连锁化发展；三是通过社商合作引入第三方机构社会化经办，提高经办管理绩效。为了推进农村照护服务资源培育，青岛还鼓励卫生院、养老院“两院一体”模式发展机构照护，卫生院可与不同主体举办的养老机构整合服务资源，共同承担护理保险业务，原则上合作双方应为同一地址，或非同一地址但位置相邻、距离不超过3千米；鼓励卫生院、卫生室合作，发展农村居家照护，由卫生院的临床医生、公卫医生、护士，卫生室的乡村医生，以及农村留守妇女组成跨领域合作团队，共同为农村失能失智老年人提供整合照护服务。

（八）监督管理上，强调精准化、信息化，确保扎实有效

一是通过全面信息公开，机构动态管理，明确准入标准和流程，实行能进能出动态管理，充分发挥信用体系约束作用，推进综合监管机制形成。二是建立信息化智能监管机制，通过手机App，对谁照护、照护谁、在哪照护、照护什么、照护时间进行全程监控。建立信息化患者满意度评价机制，在智能监管App上开发满意度评价功能模块。三是质量管理标准化。健全标准化的申办流程，参保人员从待遇申请、机构初筛、评估结论下达、待遇享受、服务提供及管理等各环节全部实行标准化管理。四是经办全程信息化，建立信息化全流程网上办理经办机制，依托医保一体化系统，开发护理保险信息系统，实现待遇申请、等级评估、费用审核与拨付等工作全部实现零跑腿。

（九）管理服务上，制定地方标准，对制度实施全链条规范

编制了青岛市《长期护理保险管理与服务》地方标准体系并发布实施，内容主要从制度设计与经办管理及服务要求等方面提出，对定点护理机构协议管理、服务考核、等级评估操作、信息系统管理、机构评鉴、护理员职业规范等方面做出规范性指导。同时申请了省级地方标准立项，有望在山东全省发布实施。地方标准的制定与实施，将进一步推进青岛市乃至山东省长期护理保险管理与服务的规范化、专业化、标准化发展。

三、取得的主要成效

青岛长期护理保险制度惠及全市重度失能失智的参保人，也得到社会各方高度关注和支持，曾获得“中国政府创新最佳实践奖”，还发布了我国第一本护理保险蓝皮书。2019 年 6 月，国家医保局副局长陈金甫给予专门批示希望青岛长期护理保险发挥“支持决策、引领改革、提供样板”作用。护理保险制度的建立让青岛参保人切实得到了实惠，与此同时，护理保险的平台作用也初步显现，对青岛聚集涉老资本、人才和管理等资源起到了积极推进作用，对促进提升城市形象，提升城市竞争力和吸引力也发挥了良好作用。

（一）形成以居家为主、机构为辅的照护格局，失能、失智人员照护难题初步破解，个人和家庭获得感不断增强

护理保险制度实施 8 年来取得初步成效，累计支付资金 25 亿元，惠及 6 万多名失能、失智人员。其中，2019 年支出 4.2 亿元，解决了 2.3 万名失能老年人的照护难题，护理服务人员上门服务 94 万人次，照护服务时长共计 187 万小时；2020 年服务人数有望达到近 3 万人。全市 60 岁以上退休职工实际保障率 3.2%，三个中心城区已基本实现应保尽保，其他区市保障力度也在逐步加强。过去“养老院不能医、家庭无力护”的困局发生根本性改变。居家照护服务占七成，基本形成了以居家为主，以社区、机构为辅的照护格局，符合我国养老国情。

（二）优化医疗资源配置，提高医保基金使用绩效，缓解“住院难、看病贵”问题，切实减轻家庭负担

青岛护理保险运行 8 年多来，大量在 ICU 和二级、三级医院长期住院患者回归社区、家庭或养老机构。据测算，护理保险资金购买的服务量相当于购买二级、三级医院住院服务量的 14 倍，资金使用效益大大提高。自 2012

年以来，享受护理保险待遇人员医疗费支出整体呈下降趋势，人均医疗费总额从 2012 年的 8.4 万元降低到 2019 年的 4.59 万元，降幅达 45%；个人自付费用由 2012 年 1.94 万下降到 2019 年 0.63 万元，降幅达 67.5%，说明长期护理保险制度的实施实现了医疗资源优化利用，促进了医保基金增效和个人负担减轻。

（三）政策引导撬动市场资源，民营护理机构充分发展，照护服务市场得到快速培育

通过政府引导、市场驱动，青岛市照护服务市场得到快速发展，带动了创业就业。青岛市定点护理机构 816 家，其中，民营机构占 87%，承担了 95%以上的服务量，形成民营护理服务机构为主体的照护服务平台。目前，全市连锁化发展的护理集团超过 30 家，其护理机构约占总数的 1/3，服务了全市 2/3 以上的失能、失智人员。护理机构连锁化运营发展，有利于提升整体管理效能和服务水平，也大大减轻了医保部门的监管压力。青岛市定点护理机构共提供护理床位 8903 张，照护服务人员 1.73 万人（医生 7106 人，护士 5333 人，护理员 4896 人），基本可以满足失能、失智老年人照护需求。

四、 存在问题与未来展望

（一）居民护理保险多元化筹资机制尚未建立，农村地区照护服务短板亟待突破

从制度运行情况来看，职工多元化筹资可确保资金可持续，但居民护理保险由于资金筹集渠道单一，目前只保障医疗护理，在制度公平性上存在短板。从国际经验看，长期护理保险成为独立险种是必然趋势，单靠个人、单位或政府某一方的筹资是不现实的，三方鼎力合作的社会化筹资方式是有效的多元筹资模式。2021 年，青岛将根据经济发展水平和财力承受能力，进一步拓宽筹资渠道，优化筹资结构，探索建立个人、政府、福彩公益金和社会捐助等互助共济的居民护理保险筹资机制。保障内容方面，将在参保居民多元筹资基础上增加生活照顾待遇，缩小职工与居民待遇差距，体现制度公平性；合理确定支付标准，确保在资金可持续的基础上提高制度吸引力，引导社会照护服务资源向农村地区发展，让长期护理保险切实保障到全市每一个角落、每一位符合条件的参保人。我们也建议国家和省级层面对居民护理保险筹资多方考量，整合碎片化的涉老资金，拓展新的筹资来源，形成更强合力，切实解决居民护理保险资金来源问题，为在全国普遍实施长期护理保险

提供资金支撑。

（二）统一的照护需求等级评估标准尚未建立，各地评估标准存在差异

目前全国各试点城市均已制定了符合当地实际的照护需求评估工具，但从国家层面来看，缺乏全国统一的照护需求评估标准体系，将会造成各地评估标准把握不一致，不仅会造成资源浪费，也不利于将来异地享受长期护理保险待遇。因此，建议国家在总结各试点城市实践经验的基础上，尽快建立全国统一的照护需求评估标准体系，在此基础上实现全国评估信息系统统一、评估流程统一、评估结果信息共享，为失能人员公平享受护理保险待遇创造条件。目前，青岛的照护需求等级评估操作主要分为现场采集资料（含依据评估量表打分、采集病历材料、视频资料等）和后期综合评估两个阶段，仍以手工操作为主，尚未实现全程信息化。下步评估工作的重点，一是实现评估操作全流程信息化，二是探索在评估时引入照护经理负责提供专业照护服务建议。

（三）照护服务技能提升机制尚未不完善，高质量服务资源匮乏

目前，相当一部分护理服务机构及照护服务人员缺乏专业化培训，服务质量难以保证。多年来，青岛始终把推动照护服务质量提升作为落实整合照护服务保障的重要支撑，下一步将继续坚持改革创新、多措并举，激发市场内在活力，鼓励有序竞争，夯实工作基础。一是探索整合青岛市各部门现有各类培训资源，进行优化配置，鼓励建设照护人员技能培训学校、实训中心等机构，并面向社会开放，坚持共建共享，建立高效协同的技能提升机制，稳步提升照护服务水平。通过整合就业补助金、失业金、福彩公益金等资金和各类培训资源，进行优化配置，逐步建立起财政、人社、卫健、民政、医保等多部门共同参与、各司其职的照护服务人员技能提升机制，为扩大高质量照护服务供给提供人才支撑。二是强化标准引领，完善多维度评价机制，推动整合照护服务高质量发展。2019 年以来，青岛市总结多年实践经验，制定并颁布实施了 9 个市级长期护理保险地方标准，建立了第三方服务质量评鉴机制和照护服务满意度社会评价等工作机制。2020 年开始组织实施评鉴工作，对评鉴结果优良的护理服务机构适当给予政策倾斜，并将探索引入更多绩效评价指标，并与资金支付和业务开展相挂钩，激励机构主动提升服务质量。三是创新社会治理，助力质量提升。加强护理保险社会治理体系建设，坚持政府主导与社会参与相结合，加强职业道德教育和诚信体系建设，落实定点护理机构主体责任，发挥行业协会作用，促进个人、机构和行业自律。

第十六章 通过长期护理保险制度建设促进医养结合——嘉兴模式

一、嘉兴市向“医养结合”转型的背景

（一）嘉兴市老龄化形势严峻

嘉兴市于1987年进入老龄化社会，比全国平均水平早了13年，是全国较早进入人口老龄化的城市之一，老龄化率连续多年占据浙江省首位。2018年底，嘉兴市60岁及以上老年人口占比26.4%，高出全国近9个百分点，同时高出浙江省7个百分点。从全市来看，嘉善县、平湖市、海宁市及海盐县的老龄化率均超过了全市的平均水平，嘉善县更以28.7%的高度老龄化率位居全省县级市第一位。总体上，各区县普遍呈现老龄人口基数大、增幅快、高龄老年人多的特点。

从社会现实情况来看，由于家庭结构小型化，人口流动和妇女就业比例扩大，通过家庭成员抚养来解决失能老年人护理的传统方式已经难以为继。统计数据显示，从1982年，嘉兴市家庭平均规模不足4人，随着人口老龄化程度的加深，“空巢型”老年人家庭和独居老年人家庭将迅猛增加，家庭规模日趋缩小。有研究结果显示，失能老年人日常照护费用比同年龄能自理的老年人要高出2倍以上，如果再加上老年人疾病医疗的费用，就会出现“家有一个失能老年人，压垮一家人”的情况。

（二）响应国家健康老龄化大方向的号召

党的十八以来，党中央高度重视老龄工作，将积极应对人口老龄化纳入国

感谢浙江省嘉兴市医疗保障局、泰康养老保险股份有限公司对本章内容撰写提供的帮助。

家战略，采取了一系列发展老龄事业的政策举措，推动医养结合发展是重要内容之一。嘉兴市一直走在医养结合建设的前沿。一是强化顶层设计。市政府先后出台《关于加快完善社会养老服务体系建设的意见》《关于加快发展养老服务业的实施意见》等纲领性文件，配套制定养老服务需求评估、养老服务补贴等制度，建立用地用房、财政支持、税收优惠等政策。二是强化财政保障。2013 年，嘉兴在全省率先设立市级社会养老服务体系建设专项资金。2016 年 6 月，民政部与国家卫生计生委联合发布《关于确定第一批国家级医养结合试点单位的通知》，明确支持发展医养结合机构，嘉兴是浙江省两个试点城市之一。

（三）初步具备医养结合客观条件

嘉兴市完善的城乡一体化发展战略和良好的地域、经济及文化条件及较早实现城乡医疗保障一体化为医养结合的发展创造了较好的环境。改革开放以来，嘉兴充分发挥地域优势，经济发展取得了长足进步。嘉兴市早在 2003 年就实现了新农合与城居保制度的并轨运行，2013 年更是实施全新城乡居民基本医疗保险制度，有序推进城居保和城职保整合工作，在整合城乡居民医疗保险制度的改革进程中走在了前列，同时在全民医保、提高水平、维系公平和优化服务等方面均取得了较好的成效。嘉兴市处于长三角核心腹地，是上海大都市圈的核心城市，能够成为长三角养老一体化首批试点城市。2019 年中国养老机构发展暨长三角养老一体化高峰论坛在上海举行，上海、江苏、浙江、安徽三省一市民政部门签署了推进长三角区域养老一体化合作备忘录。嘉兴与苏州、南通、湖州、芜湖、池州及上海各相关区一起，成为开展区域养老一体化的首批试点城市，共同探索建立养老共建对接合作机制。

二、 主要做法

（一）以长期护理保险制度为抓手，促进医疗护理、康复和生活照顾服务三者有机整合

嘉兴是浙江省第一个启动长期护理保险试点的城市。2017 年 6 月，嘉兴市人民政府下发《嘉兴市长期护理保险暂行办法》，2017 年 9 月嘉兴市人社局及财政局联合下发 4 个配套文件，并在 2017 年 10 月初开始正式实施。嘉兴市长期护理保险实行职工、居民保障全覆盖。参保人员户籍不分城乡、年龄不分长幼，筹资、服务及给付实行统一标准，保障城乡均衡发展。

在筹资方面，嘉兴采取多方共担、动态调整的筹资机制。通过个人缴费、医保基金划拨、政府财政补助等多种渠道筹集长期护理保险基金。筹资标准按照本市上年度城镇居民人均可支配收入的2.5‰左右确定。2018—2020年筹资均为120元/年/人，其中个人缴纳30元/人/年、职工基本医疗保险统筹基金筹集90元/人/年（职工基本医疗保险统筹基金支付能力低于12个月的，各级财政按60元/人/年补充长期护理保险基金）；城乡居民基本医疗保险参保人员个人缴纳30元/人/年、各级财政补助90元/人/年。在失能认定方面，嘉兴市采用全市统一自主研发的失能评估标准，依据长期失能人员进食、穿衣、个人卫生、如厕、移动等生活自理能力和依赖他人照顾程度判定，分为重度、中度、轻度3个失能等级。经评估失能等级达到重度失能的参保人员可享受长期护理保险待遇。在服务提供方面，嘉兴长期护理保险强调了医疗服务的可及性。定点服务机构有3种类型，一是定点养老机构和残疾人托养机构，需要具备一定规模、配备适当的医护人员，可以提供24小时连续医疗服务。二是医疗机构，需要设立长期护理病区或相对独立的长期护理病房。三是其他企业或社会组织，主要为提供上门服务的机构，必须配备相应的医护人员和服务人员。从提供服务的内容看，嘉兴市长期护理保险服务范围包括清洁照顾、睡眠照顾、饮食照顾、排泄照顾、卧位与安全照顾、病情观察、心理安慰、管道照护、康复照护及清洁消毒等，包括基础护理类和专项护理类共计27项。在待遇标准方面，嘉兴采用限额制，根据服务方式不同，采取标准不同。入住机构24小时连续护理，定点医疗机构每月限额为2400元、定点养老机构和残疾人托养机构每月限额为3000元，基金支付70%。享受居家护理服务，长期护理保险每月支付限额为1500元，基金支付80%。

嘉兴长期护理保险制度促进医疗护理、康复和生活照顾服务三者有机整合主要体现在几个方面：一是建立服务机构准入门槛。嘉兴要求长期护理保险定点服务机构必须具备提供医疗服务的能力，促使养老机构自设医务室或与第三方医疗机构签订医疗服务合作协议的形式提升自身的医疗服务能力。二是完善保障衔接机制。嘉兴对于定点医疗机构的长期护理病区（病房）及家庭病床的待遇管理做了明确规定，探索了长期护理保险和基本医疗保险的制度衔接和保障边界，初步形成了重度失能人员医疗护理、康护和生活照顾服务的支付闭环。

（二）主要医养结合服务模式

在多重政策的推动下，嘉兴市“养中设医”“医养合作”“医中设养”和

“居家巡诊”4种医养结合服务模式初具雏形，医养结合服务能力不断提高。

1. 养中设医　嘉兴逸和源颐养中心始建于2010年，是一家大中型养老机构。逸和源于2014年开设康复护理院，发展至今，逸和源共有养老性床位650张，护理性床位350张。截至2019年底，入住老年人达到700多人，其中，颐养中心入住老年人达到538人，康复护理医院入住患者达到178人。在康复护理医院成立之前，颐养中心已经在每个楼层设立护理站，配备专业护理人员，对入住老年人进行医疗和生活护理双重服务保障模式，并联系市第二医院在中心内开设了医疗门诊部，开启了“医养结合式”雏形。成立康复护理院后，逸和源渐渐形成了集医疗、保健、康复、护理、临终关怀为一体的养生养老服务机构，正式开启“医养结合”托老养老服务模式。2018年，在成为嘉兴市长期护理保险定点机构后，颐养中心对原生活护理标准进行进一步细化，对入院的老年人开展风险评估和自理能力评估，建立健康档案。同时，根据护理等级对老年人进行分级护理，健康区设定为3个等级的介助服务［即介助三级（基础护理）、介助二级和介助一级］，特护区和治疗区设定为6个等级的介护服务（即介护基础护理、介护五级护理、介护四级护理、介护三级护理、介护二级护理、介护一级护理），根据长（患）者身体情况选择不同的生活护理模式，同时，根据长（患）者不同的需求选择不同的服务模式。

2. 医中设养　嘉兴邦尔骨科医院是浙江邦尔骨科医疗集团旗下连锁医院之一，按照国家三级医院标准设置，2016年3月11日正式投入运营，是嘉兴五县两区的基本医疗保险定点医院，拥有床位350张。医院以骨科、康复大专科小综合为特色，主要收治脊柱外科、关节外科、创伤四肢修复、残疾、老年病中的脑瘫、截瘫、长期卧床患者及重症医学科患者，该类患者有典型的急性后期护理和长期护理的需求。自2017年，医院建成50张床位的长期护理保险专区，成为长期护理保险定点医院，形成了急性医疗、康复、长期护理阶梯化的服务闭环。长期护理保险专区配置医生和护士各3名，保障专区内患者的医护需求。长护专区内收治的患者基本为本院其他科室治疗后疾病稳定期的患者，同时也接受社区患者的转入。目前长期护理保险专区入住的患者有47位。

3. 医疗机构与养老机构协议联动　嘉兴亲亲家园颐养中心成立于2017年8月，是一家提供生活照顾、专业护理、医疗保健、文化娱乐和精神慰藉等服务的综合性养老机构，也是市里首批提供医养结合服务的养老机构之一。亲亲家园颐养中心共有床位200余张，拥有包括医生、护士、康复师、健康管理师等专职人员20余人。亲亲家园建成即成为嘉兴长期护理保险定点服务机构。目前入住亲亲家园的老年人共有200多位，平均年龄79岁，最大103岁。其中享受长期护理待遇的失能人员有37人。亲亲家园为满足入住老年人的医疗需求，就近与市级三甲医院进行合作，开通绿色通道，实现了“15分钟”服务圈，便于老年人就医。在医保局、卫健委、民政局等多部门的推动下，目前已与康久中医院、嘉北卫生院及邦尔骨科医院达成合作关系，每周协议医院的医生到院为老年人进行健康检查、配药服务。疾病需要进一步诊治则触发就医绿色通道，进行转诊。截至2020年底，已上转患者20余人，改善了在院老年人的就医体验。

三、 运行效果

（一）保障失能人员医疗照护需求，提升其生活质量，缓解家庭负担

长期护理保险主要保障失能人员的基本生活照顾及与基本生活照顾密切相关的医疗护理，一定程度上解决了医养结合服务的支付问题。在嘉兴某机构调研时，一位重度失能老年人在提及长期护理保险给予的稳定待遇保障和优质的医养照护服务时，不禁热泪盈眶，连说多次“党的政策好”。老年人因脑卒中已卧床多年，在开展长期护理保险之前，一直辗转于多家医院。现在入住到长期护理专区，享受到持续的医疗照护服务，极大改善了生活质量，过上了有尊严的生活。参加长护保险，重度失能人员每年缴费30元可享受护理服务至少14 400元的报销额度。失能家庭基本已告别“一人失能，全家失衡”的窘境。

（二）节省医疗资源，提升医保基金的使用效益

需要长期护理的失能人群很多长期滞留医院，存在“社会性住院”现象，消耗巨额医保基金。试点实践显示，长期护理保险促进了这部分人群转向居家、社区、护理院、养老院等机构获取护理服务，节约了医保资金，优化了资金与资源配置。据报道，就嘉兴的情况看，如果失能人员住院，支出包括床位费、治疗费，医疗保险基金每天至少支付400元；如果该失能人员不需要住院，而是住进养老院，享受长期护理保险待遇，每天支出200元不到，缓解了医疗保险基金支出的压力。

（三）有效撬动社会资本投资，促进养老照护产业发展

长期护理保险基金的投入不仅推动了护理服务业的快速发展，促进了医、

养、护机构的融合，带动了公办、民营护理护理机构的投资热情，还活跃了第三方商业服务市场，一条以长期护理保险为纽带的产业链已现雏形，在市场机制作用下拉动社会化医养照护机构的迅速发展，起到了“四两拨千斤”的效果。在长期护理保险制度建立之前，嘉兴本地提供上门服务的专业机构、专门人员领域几乎是空白。长期护理保险开展后，不仅培育有管佳、福如海等本土品牌，还抓住全面融入长三角一体化发展机遇，引进了如抚理、福寿康等市外专业护理服务机构，不断充实护理服务力量。就嘉兴市本级的护理力量来看，居家机构护理人员从2018年0人到2019年的157人，护理队伍在政策引导下已初具规模，积极推动了当地医养服务产业的发展。

四、主要问题

第一，顶层设计还需进一步完善。医养结合涉及服务和资源的整合。按照现行的管理体制，仍存在需求一体化和供给分散化的情况。由于管理分割、资源分散、部门之间的责任界定较为模糊等原因，存在管理“部门化”与政策“碎片化”的问题。卫健、医保及民政均有不同的促进医养结合的政策出台，但仍存在服务资源融合不足、服务衔接不够。

第二，长期护理保险运行机制还需进一步明确。在筹资来源方面，目前长期护理保险主要是依靠医保基金，未来基金支付可持续性存在较大风险。需要进一步明确制度定位、筹资途径和待遇保障水平，充分发挥市场机制作用。探索新机制、新办法，推进医养结合，促进服务体系和保障体系的同步发展，打造共建、共治、共享的社会治理格局。在保障对象方面，目前嘉兴市长期护理保险待遇享受人员仅为重度失能人员，当前的失能评估标准评价指标主要依据生活自理能力，随着制度的不断推进和细化，嘉兴市医保局根据实际经验正探索制订更加精细化、标准化的失能评估标准，合理确定保障对象的范围。

第三，护理人才匮乏问题比较突出。截至2020年12月底嘉兴市长期护理保险待遇享受人员约20 000人，其中享受机构护理的约为5000人，居家上门护理的约15 000人；全市护理人员约800人，其中机构护理人员约200人，居家上门护理人员约600人；护理人员与失能人员约为1∶25，为保障长期护理保险护理质量，需进一步引进和加强护理力量。

五、结语及未来展望

当前，我国社会老龄化呈现出失能人群剧增、长期护理成本居高不下、长期护理服务供需失衡等特征，长期护理保险制度一直被期待可以把医疗和养老两个问题有效衔接到一起。长期护理保险制度虽有一些国际典型经验，但尚未形成特别成熟、完善的借鉴模式。在此背景下，2020 年 9 月，国家医疗保障局和财政部联合发布《长期护理保险扩大试点的指导意见》，在原有试点的基础上，新增 14 个试点城市，深入探索适应我国国情的长期护理保险制度。总体来看，长期护理保险制度的实施，以购买服务的形式促进了社会化照护服务供给能力的提升，为建立以居家为重点、机构为辅助，兼顾生活照顾和医疗护理，医养结合、医护结合的基本照护服务供给体系提供了很大助力。长期护理保险制度的建立和完善，将进一步健全更加公平更可持续的社会保障体系，增进人民群众的获得感和幸福感。

后记

寒来暑往，光阴荏苒，距离最初构思本书已过去了两年多的时光。

2019 年，美国凯斯西储大学医学院王懿范教授到访北京协和医学院进行学术交流，介绍了老年整合照护在国际上的发展，并谈到她与中国台湾地区的 30 多位专家、学者共同撰写了一本《医疗与长照整合》，对医养整合的理念和中国台湾地区的一些政策及实践进行了综述总结。此书没有在中国大陆正式出版发行，而纵观中国大陆，虽然 2015 年政府就出台了关于“医养结合”的政策文件，也开展了一些医养结合的实践，但理论界对于“医养结合”的理论来源、基本原则、构成要素、路径方法等都缺乏充分的研究和阐释。事实上，在国际上“老年整合照护”（integrated care for older people）是关于医养结合的通用语境，其在发达国家已有几十年的发展历史，且当下仍是方兴未艾。针对这一情况，撰写一本关于老年整合照护的兼具理论与实践的著作，可以架起一座中国与世界进行沟通与交流的桥梁，推动中国老年整合照护和健康服务的发展。

在这一共识下，我们开启了本书的编著工作。书稿大纲几易其稿，最终确定了“理论篇”“国际篇”和“实践篇”三大板块。我们通过中英文文献的广泛检索与阅读，通过向数位国内外专家进行咨询请教，通过对典型地区和机构的实地走访调研，最终完成了这部 20 余万字的书稿。通过书稿的写作，我们发现，老年整合照护在国际上已经被公认是实现健康老龄化的必由之路。虽然一些国家老年整合照护的实践开始得很早，但大多没有实现统一模式的广泛覆盖，而是提倡各种模式百花齐放。老年整合照护的模式与当地的卫生服务体系、筹资制度、社区治理方式、养老传统等有着密切的联系，但在各种不同的模式中，也存在着一些共同的要素和方法。我国在老年整合照护/医养结合方面刚刚起步，任重道远，现实中有许多开拓者、探路者，他们不断探索、执着坚守的精神令人感动。

本书的研究和写作得到了亚当·迈尔斯（Adam Myers）、阿德希尔·哈什米（Ardeshir Hashmi）、安德鲁·吉尔伯特（Andrew S Gilbert）、李光廷、陈亮恭等专家的指导，调研和资料收集得到了宋岳涛、周素娟、邱传旭、王燕妮、林庆、刘建兵、田伟等专家的支持和帮助。支梦佳、张佩雯、闫润楠、颜穆丹、白媛媛、裴晨阳、张羽欧、顾晗昕、涂茜、李蓓等学生参与了文献检索、资料整理、现场调研等工作，在此一并表示感谢。感谢合作者王懿范教授，她把握方向、引荐专家，投入了许多精力和时间，这部书稿凝集了她的经验和智慧。

由于受新型冠状病毒肺炎疫情的影响，本书的调研无法遍及全国更多地区，案例收集方面尚存遗憾。希望本书能够抛砖引玉，激发各界对我国老年整合照护的深层次思考，向着健康老龄化的目标不断迈进。

胡琳琳

2022 年 7 月于北京